カラー版

ポケット
マニュアル
尿沈渣

第2版

八木 靖二 著

福井 巖 監修
石川 雄一

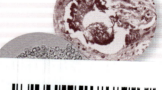

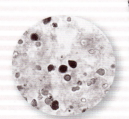

医歯薬出版株式会社

序

　早いもので，初版発刊から15年もの年月が経過しました．おかげをもちまして9刷を重ね，発行部数は1万を超えました．ご愛読いただいた皆様方には，厚く御礼を申し上げます．

　この15年間に，認定一般検査技師制度が立ち上がり，尿沈渣検査を軸とした一般検査研修会がさかんに行われるようになりました．2010年には尿沈渣標準法の改訂版「尿沈渣検査法2010」（GP 1-P 4）が発刊され，赤血球や円柱，ウイルス感染細胞などの分類法や報告法が一部改訂されています．また，悪性細胞の検出法も進歩を遂げ，早期発見が可能となってきました．このような状況下で，「ポケットマニュアル尿沈渣」改訂版の待望論を耳にし，今回の運びとなった次第です．

　「ポケットマニュアル尿沈渣」初版は，これまでのどの既刊書よりも尿沈渣成分の鑑別知識・能力が身につき，しかも見やすく，読みやすく，わかりやすく，の3つをコンセプトに企画しました．図表を多用し，総数462枚のカラー写真は，どの施設でも行える無染色法とS染色法を中心に，簡素にまとめるように心がけました．

　第2版でも，初版のコンセプトを大切に作成しております．

　「Ⅰ．ここがポイント尿沈渣」の項では，必要に応じて文章や図の内容を変更しています．「Ⅱ．各種尿沈渣成分の解説」の項では，要所に組織像を加え，大部分が写真8枚1組とする見開きで構成し，特徴や鑑別ポイントなどを下段に記載しました．「Ⅲ．実践！比較でみる尿沈渣成分の鑑別法」の項では，無染色・S染色問題がそれぞれ20問あります．鑑別ポイントを見つけ出し，答えを導いてください．また，新しい試みとして，「Ⅳ．尿沈渣像から考えられる病態は？」の項は，五者択

一問題としました．尿沈渣像から病態を推定してみてください．
II～IVで使用したカラー写真は，すべて新たに選択したもので，総数596枚と初版より大幅に増やしております．

　本書では，「尿沈渣検査法2010」と異なり，異型細胞類はあえて悪性細胞類として提示しています．その理由として，尿沈渣に出現する悪性細胞類は，必ずしも異型性を示すとはかぎらないからです．悪性細胞類は，核異型の「有または強」群と「無または弱」群に大別されます．尿沈渣から検出される悪性細胞類は，尿路に面した悪性腫瘍辺縁部の悪性細胞が脱落したものが大部分です．これらの悪性細胞のなかには，変性・崩壊を起こして小型化し，核の大きさが赤血球大を示して出現するものも少なくありません．すなわち，核異型の「無または弱」群の悪性細胞を見逃さないためには，正常細胞と比べて①小さすぎる細胞，②小さすぎる核，③薄くみえる細胞のチェックが重要です．また，悪性細胞は脂肪顆粒を含有して出現することが多く，④脂肪顆粒を含有した細胞（とくに尿路上皮系細胞，扁平上皮系細胞）のチェックも重要です．これらの悪性細胞については，各項で取り上げておりますので，その鑑別法を習得してください．また，本書では「相互封入像」の用語は使用しておりません．監修の石川先生より，「相互封入像の表現は適切ではない」とのご指摘があり，「細胞封入像」として解説しております．私自身，尿沈渣検査に携わった当初より専門書には「相互封入像」と掲載されていたため，そのままこの用語を使用しておりましたが，今後は「細胞封入像」として取り扱う所存です．また，核内封入体細胞という用語は使用せず，HSV感染細胞やCMV感染細胞として対応しております．これらのウイルス感染細胞は，常に明瞭な核内封入体を形成して出現するとはかぎらないからです．核内封入体が観察されなくても出

現パターンよりこれらのウイルス感染細胞を同定または推定することが可能です．

　本書の出版にあたって，監修いただきましたがん研究会有明病院泌尿器科顧問　福井　巖先生ならびにがん研究会がん研究所病理部部長　石川雄一先生，そしてイラスト・写真処理をお願いしましたがん研究会有明病院フォトセンター　高野　淳氏に心から御礼を申し上げます．また，初版で推薦のお言葉をいただきました伊藤機一先生は，2011年8月20日に永眠されました．ここに改めて感謝の意を表します．文末となりますが，多大なご支援をいただきました医歯薬出版（株）編集部法野崇子氏に深謝申し上げます．

2016年8月　Rioオリンピック閉会の日に
八木靖二

第 1 版の序

　わが国における尿沈渣検査法は，1995 年の『JCCLS GP 1－P 2』の刊行，その改訂版である 2000 年の『JCCLS GP 1－P 3』の刊行によって飛躍的に進歩を遂げることができた．また，尿沈渣検査に携わってきた多くの人々の研鑽によって，従来不明とされてきた沈渣成分や判定困難な細胞などが解明されるようになり，これからの尿沈渣鏡検者にはますます高度な知識と鑑別能力が必要になってきた．

　そこで，これまでのどの既刊書よりも尿沈渣成分の鑑別知識・能力が身につき，しかも見やすく，読みやすく，わかりやすく，の三つをコンセプトに企画されたのが本書である．文章は図表を多用し，総数 462 枚のカラー写真は，どの施設でも行える無染色法と S 染色法を中心にこれらを対比させながら，簡潔にまとめるように心がけた．「各種尿沈渣成分の解説」の項は見開きで構成し，左頁には各々 6 枚一組の写真を並べ，右頁にはその特徴などを記載した．また，「実践！比較でみる尿沈渣鑑別法」の項では，よく似た 2 種類の成分を取り上げて両者の鑑別のポイントは何かなどを記載したが，鑑別能力を養ううえできっと役に立つ試みと思う．

　本書をコンパクトなサイズにしたのは，読者が白衣のポケットなどに入れて持ち歩きいつでも見て学んでもらえるようにしたかったからである．また，判は小型ではあっても，新しい知見や考え方を随所に加え，内容的には多彩かつ凝縮したものになったと自負している．

　尿沈渣検査の重要性は，改めていうまでもないが，腎・尿路系病変や全身状態の異常を知るうえで不可欠の検査である．本書に提示した各種尿沈渣成分の鑑別法や臨床的関連性，報告の

仕方およびコメントの記載例などが医療の現場で少しでもお役に立つことを願う．また，尿沈渣鏡検に携わる臨床検査技師だけでなく，これから臨床検査技師を目指す学生，内科医，泌尿器科医をはじめとした臨床の先生方にも本書を役立てていただければ幸いである．

　最後に，本書の出版にあたって種々ご教示頂いた当院泌尿器科　福井　巖部長ならびに臨床各科の先生，病理部および細胞診断部の方々，そして推せんのお言葉を頂いた神奈川県立衛生短期大学　伊藤機一学長に心から御礼を申し上げる．また文末ながら，多大なご支援を頂いた医歯薬出版株式会社編集部　桃井輝夫氏に深謝する．

　　　　　　　　　　　　　　　　　　2001年4月　著者一同

CONTENTS

序……iii
第1版の序……vii

I ここがポイント尿沈渣

1 尿沈渣をみるにあたって 2

1. 医師が尿沈渣検査を依頼する目的……2
2. 尿沈渣検査に携わる技師の心構え……2
3. 尿沈渣をみるうえで参考となる患者情報……3
4. 尿沈渣検査上達法……3
5. 尿定性検査異常と主な疾患……3
6. 尿検査異常から腎・尿細管疾患診断へのアプローチ……3
7. 尿沈渣異常と生化学・免疫血清検査による診断へのアプローチ……3
8. 顕微鏡の正しいセッティングの修得……6
   1. コンデンサーの位置……6
   2. コンデンサーレンズの開口絞りの調整法……7
   3. フィルターによる色の調整法（色の混合）……7

2 特殊な採尿法と尿沈渣所見 8

1. カテーテル（またはステント）留置尿……8
   1. カテーテル留置尿（バルンカテーテル）……8
   2. 尿管ステント留置尿（ダブルJまたはD-Jカテーテル）……8
2. 尿路変更術後尿……9
   1. 回腸（または結腸）導管術後尿……9
   2. 自己導入型新膀胱形成術後尿……9

3 尿沈渣標本作製　　10

1. 作製条件……10
2. 尿沈渣染色法……10
   1. S（Sternheimer）染色……11
   2. ズダン（Sudan）Ⅲ染色……11
   3. ベルリン青（Berlin blue）染色……12
   4. ルゴール（Lugol）染色……12
   5. P-B（Prescott-Brodie）染色……12
   6. ハンセル（Hansel）染色……13
   7. 各種脂質の証明法……14
3. 保存方法およびその標本作製法（がん研八木法）……15
   1. 保存液の試薬……15
   2. 保存液の作製法……15
   3. 保存方法……15
   4. 無染色標本作製法……16
   5. S染色標本の作製法-1……16
   6. S染色標本の作製法-2……16
   7. 標本作製例……17

4 各種尿沈渣成分の鑑別　　18

1. 赤血球……18
   1. 赤血球の鑑別ポイント……18
   2. 血尿をきたす疾患……18
   3. 赤血球の由来と臨床的意義……18
   4. 非糸球体型赤血球と糸球体型赤血球の分類……18
   5. 糸球体型赤血球の形態と出現機序……18
   6. ネフロン内における浸透圧変化……21
2. 白血球……22
3. 円柱類……24

- ❶ 円柱の形成……24
- ❷ 円柱の形成過程……25
- ❸ 円柱の種類と臨床的意義……25
- ❹ 円柱の判別基準……26
- ❺ 円柱の分類と報告の仕方…28

4 上皮細胞類……30
- ❶ 泌尿・生殖器系の解剖と出現細胞……30
- ❷ 上皮細胞類・悪性細胞類の関連性……31
- ❸ 上皮細胞類の鑑別ポイント……31
- ❹ とくに重要な鑑別ポイント……32
- ❺ 各種上皮細胞類の形態学的特徴および臨床的背景……34

5 悪性細胞……48
- ❶ 悪性細胞の形態学的特徴および出現パターン……48
- ❷ 尿中悪性細胞の検出ポイント……49
- ❸ 各種悪性細胞の形態学的特徴および臨床的背景……50

6 結晶・塩類……54
- ❶ 結晶・塩類の形態……54
- ❷ 結晶・塩類の鑑別方法……56

5 尿沈渣成分の正常とみなす基準　　57

6 報告の仕方およびコメントの記載例　　58

1 赤血球……58
2 白血球……58
3 円柱……59
4 上皮細胞類……60
- ❶ 大型・多核の尿路上皮細胞……60
- ❷ 集塊状に出現した尿路上皮細胞……60

❸ オタマジャクシ状や線維状などの奇妙な形状を示した扁平上皮細胞……61
❹ 線維型やヘビ型などの形状を示した特殊型尿細管上皮細胞が，孤立散在性または結晶・塩類円柱に封入・付着して認められた場合……62
❺ 円形・類円形型やオタマジャクシ型などの特殊型尿細管上皮細胞が孤立散在性または集塊状に出現した場合……62
❻ 崩壊・変性の強い鋸歯型の尿細管上皮細胞が多数出現し，急性尿細管壊死が考えられた場合……63
❼ HPV感染を疑うコイロサイトが認められた場合……63
❽ HPoV感染を疑う細胞が認められ，円柱内にも同様の細胞が封入されていた場合……63
❾ HSV感染を疑う核内封入体細胞が認められ，尿路上皮由来が示唆された場合……64
5　悪性細胞類……64

II 各種尿沈渣成分の解説

1 非上皮細胞類　　68

1　血球類……68
　(1)　赤血球……68
　　　①非糸球体型赤血球……68
　　　②糸球体型赤血球……70
　(2)　白血球……72
　　　①好中球（生細胞）……72
　　　①好中球（死細胞）……74
　　　②好酸球……76
　　　③リンパ球……78

　　　　　④単球……80
　2　大食細胞 ①……82
　　　大食細胞 ②……84

2 上皮細胞類　　　　　　　　　　　　　　　　　　　　86

　1　基本的上皮細胞類……86
　　（1）尿細管上皮細胞（基本型）……86
　　　　①鋸歯型……86
　　　　②棘突起・アメーバ偽足型……88
　　　　③角柱・角錐台型……90
　　（2）尿細管上皮細胞（特殊型）……92
　　　　①円形・類円形型……92
　　　　②オタマジャクシ・ヘビ型……94
　　　　③線維型……96
　　　　④洋梨・紡錘型……98
　　　　⑤空胞変性円柱型，顆粒円柱型……100
　　　　⑥脂肪顆粒型……102
　　（3）尿路上皮細胞……104
　　　　①基本型……104
　　　　②大型・多核化，奇妙な形状，核異常，
　　　　　巨大集塊……106
　　（4）円柱上皮細胞……108
　　　　①前立腺由来……108
　　　　②子宮由来……110
　　　　③尿道由来……112
　　　　④腸上皮由来……114
　　（5）扁平上皮細胞……116
　　　　①基本型，萎縮像，錯角化……116
　　　　②大型・多核化，奇妙な形状，核異常……118
　2　変性細胞類……120

(1) 卵円形脂肪体……120
　　　(2) 細胞質内封入体細胞……122
　　　　①尿路上皮由来……122
　　　　②各種細胞由来……124
　　3 ウイルス感染細胞類……126
　　　(1) HSV（単純ヘルペスウイルス）感染細胞……126
　　　(2) CMV（サイトメガロウイルス）感染細胞, 他……128
　　　(3) HPoV（ヒトポリオーマウイルス）感染細胞……130
　　　(4) HPV（ヒトパピローマウイルス）感染細胞……132

3 悪性細胞類　　134

1 上皮性悪性細胞類……134
　(1) 尿路上皮癌細胞①……134
　　　尿路上皮癌細胞②……136
　(2) 腺癌細胞①……138
　　　腺癌細胞②……140
　(3) 扁平上皮癌細胞①……142
　　　扁平上皮癌細胞②……144
　(4) 小細胞癌細胞……146
　(5) 神経芽腫（ニューロブラストーマ）細胞……148
　(6) 精上皮腫（セミノーマ）細胞……149
2 非上皮性悪性細胞類……150
　(1) 悪性リンパ腫細胞……150
　(2) 白血病細胞……152
　(3) 悪性黒色腫（メラノーマ）細胞……153

4 円柱類　154

1. 硝子円柱……154
2. 上皮円柱……156
3. 顆粒円柱……158
4. ろう様円柱……160
5. 脂肪円柱……162
6. 赤血球円柱……164
7. 白血球円柱……166
8. 空胞変性円柱……168
9. 塩類・結晶円柱……170
10. 大食細胞円柱……172
11. BJ（Bence Jones）蛋白円柱……174
12. フィブリン円柱……176

5 微生物・寄生虫類　178

1. 微生物類……178
2. 寄生虫類……180

6 塩類・結晶類　182

1. 通常塩類，薬剤を疑う塩類……182
2. 通常結晶類……184
3. 異常結晶類……186

7 その他　188

1. ヘモジデリン顆粒，マルベリー小体……188
2. 扁平上皮の脱核，特殊粘液体……189
3. でんぷん粒，類でんぷん小体，花粉，糞便……190

III 実践！比較でみる尿沈渣成分の鑑別法

- どちらが糸球体型赤血球？もう一方は？……194, 195
- どちらが上皮円柱？もう一方は？……196, 197, 214
- どちらが円柱？もう一方は？……198
- どちらが尿路上皮細胞？もう一方は？……199, 219, 224, 225, 228, 229
- どちらが尿細管上皮細胞？もう一方は？……200, 202, 203, 211, 215, 217, 223, 226
- どちらが扁平上皮細胞？もう一方は？……201, 216
- どちらが白血球？もう一方は？……204
- どちらが悪性細胞？もう一方は？……205, 206, 207, 208, 209, 210, 212, 213, 221, 222, 230, 231
- どちらが大食細胞？もう一方は？……218, 220, 232, 233
- どちらがウイルス感染細胞？もう一方は？……227

IV 尿沈渣像から考えられる病態は？　235

参考文献……247

I. ここがポイント尿沈渣

1 尿沈渣をみるにあたって──*2*
2 特殊な採尿法と尿沈渣所見──*8*
3 尿沈渣標本作製──*10*
4 各種尿沈渣成分の鑑別──*18*
5 尿沈渣成分の正常とみなす基準──*57*
6 報告の仕方およびコメントの記載例──*58*

1 尿沈渣をみるにあたって

1 医師が尿沈渣検査を依頼する目的

- 腎・尿路系の疾患を診断するため
- 腎・尿路系の疾患をスクリーニングするため
 （隠された疾患を発見するため）
- 腎・尿路系疾患の進行状況の観察と治療法を決めるため
- 治療効果を判定するため
- 薬物に対する毒性をみるため

2 尿沈渣検査に携わる技師の心構え

> ★尿沈渣検査の異常・正常の判断は，尿沈渣鏡検者の能力に委ねられており，医師はこの結果を診断の手がかりの一つとしている．

> ★尿沈渣鏡検者が診断につながる成分を見落としたり見誤ったりした場合には，その結果がただちに誤診につながるため，その責任は大きいということを自覚しなければならない．

3 尿沈渣をみるうえで参考となる患者情報

- 年齢，性別，採尿法
- 他の検査所見
  （生化学検査，免疫血清検査，血液検査，画像検査）

- 主訴，既往歴，現病歴
- 尿量異常の有無（多尿，乏尿，無尿）
- 浮腫の有無

★臨床医に問い合わせ
---

4 尿沈渣検査上達法

- よき指導者のもとで徹底した教育が受けられ，多くの経験を積み重ねできる環境であること．
- 尿沈渣教本による学習，研修会や実技講習会への参加などによる正しい知識の修得．
- 最上の尿沈渣上達法は，尿沈渣検査の重要性を認識し，興味と疑問に対する追求心を常に持ち続けること．

5 尿定性検査異常と主な疾患（図1）

6 尿検査異常から腎・尿細管疾患診断へのアプローチ（図2）

7 尿沈渣異常と生化学・免疫血清検査による診断へのアプローチ（図3）

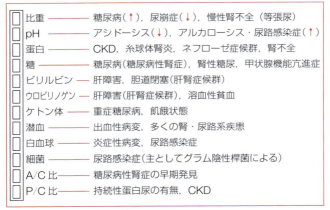

図1　尿定性検査異常と主な疾患

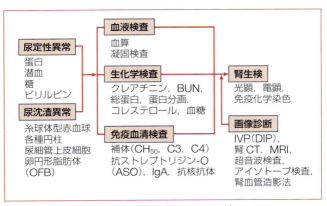

図2　尿検査異常から腎・尿細管疾患診断へのアプローチ
IVP（DIP）：経静脈性腎盂造影法（点滴静注腎盂造影法）

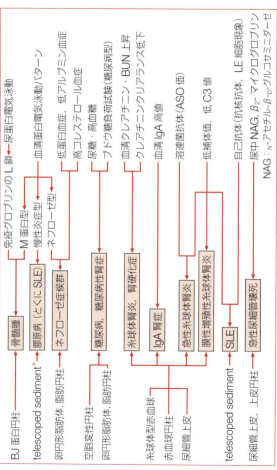

図3 尿沈渣異常と生化学・免疫血清検査による診断へのアプローチ
*telescoped sediment：ループス腎炎など糸球体腎炎の急性期からネフローゼ期、腎不全に至るそれぞれの特徴的沈渣所見を、同一沈渣中で一度に観察できるような場合に用いる．

8 顕微鏡の正しいセッティングの修得

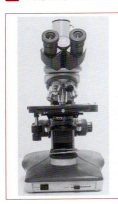

① コンデンサーの位置

② コンデンサーレンズの開口絞りの調整法

③ 光量とフィルターによる色の調整法

④ 視野絞りの心出し

❶ コンデンサーの位置

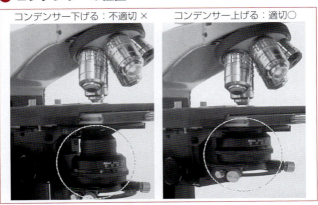

コンデンサー下げる：不適切 ×　　コンデンサー上げる：適切 ○

＊コンデンサーの位置は最上部より少し下げる程度が適切である．

❷ コンデンサーレンズの開口絞りの調整法

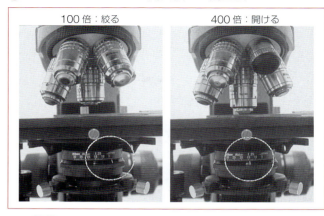

100倍：絞る　　　　400倍：開ける

> 注意　適切な開口絞りの調整を行わないと，鑑別が困難となる．

❸ フィルターによる色の調整法（色の混合）

```
B+G+R=W   （ホワイト）
B+G=C     （シアン）    （-R）
G+R=Y     （イエロー）  （-B）     （加色法）
R+B=M     （マゼンタ）  （-G）
```

```
Y+M+C=BL  （ブラック）
Y+M=R     （レッド）    （-C）
M+C=B     （ブルー）    （-Y）     （減色法）
C+Y=G     （グリーン）  （-M）
```

[例]　顕微鏡をのぞいて赤（R）味がかっている場合は，シアン（C）のフィルターで補正する．また，青（B）味がかっている場合は，イエロー（Y）のフィルターで補正する．

2 特殊な採尿法と尿沈渣所見

1 カテーテル（またはステント）留置尿

❶ カテーテル留置尿
（バルンカテーテル）

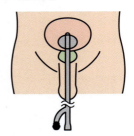

> カテーテル挿入による機械的損傷
> および
> カテーテル留置による刺激

> ・尿路上皮細胞（または集塊）
> ・円柱上皮細胞（または集塊）
> ・非糸球体型赤血球

❷ 尿管ステント留置尿
（ダブル J または D-J カテーテル）

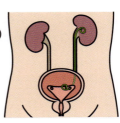

> ステント挿入による機械的損傷
> および
> ステント留置による刺激

> ・尿路上皮細胞（または集塊）
> ・非糸球体型赤血球

2 尿路変更術後尿

❶ 回腸（または結腸）導管術後尿

- 膀胱癌根治のため，膀胱全摘後に回腸（または結腸）の一部を用いて導管とする方法
- ストーマに尿を貯める袋（パウチ）が必要

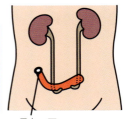

ストーマ

⬇

- 回腸（または結腸）上皮由来の細胞質内封入体細胞（または集塊）
- ときに線毛を有する回腸（または結腸）円柱上皮細胞
- 好酸球，粘液塊，皮膚保護剤

❷ 自己導入型新膀胱形成術後尿

- 膀胱癌根治のため，膀胱全摘後に回腸（または結腸）を用いて蓄尿する袋（パウチ）を作製し，新膀胱とする方法
- ストーマに弁を作り，自己導尿が必要

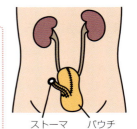

ストーマ　パウチ

⬇

- 回腸（または結腸）上皮由来の細胞質内封入体細胞（または集塊）
- ときに線毛を有する回腸（または結腸）円柱上皮細胞
- 好酸球，粘液塊

3 尿沈渣標本作製

1 作製条件

- ▲ 尿量……10 mL
- ▲ 沈渣量……0.2 mL
- ▲ 積載量……15 μL
- ▲ 遠心器の種類……懸垂型(スウィング型)
- ▲ 遠心条件……500 G,5分間
  - 遠心力 $(G) = 11.18 \times (rpm/1,000)^2 \times R$
  - $rpm = 1,000 \times \sqrt{500/11.18 \times R}$
    rpm…回転数,R…半径,中心から遠心管底までの距離(cm)

[例] 半径=20 cm ➡ 回転数=1,500 rpm
半径=16 cm ➡ 回転数=1,700 rpm

2 尿沈渣染色法

- ▲ S染色
  - 細胞 ── 核(青色),細胞質(赤紫色)
  - 円柱 ── 硝子円柱(青色)
  - ── 顆粒・ろう様円柱(赤紫色)
- ▲ ズダンⅢ染色 ─ 脂肪 ── 黄赤橙~赤色
- ▲ ベルリン青染色 ─ ヘモジデリン ── 青藍色
- ▲ ルゴール染色 ─ グリコーゲン ── 褐~茶褐色
- ▲ P-B染色 ─ 骨髄球系白血球 ── 濃青紫~黒色
- ▲ ハンセル染色 ─ 好酸球 ── 橙赤色

❶ S（Sternheimer）染色
【染色液の調製】
- Ⅰ液とⅡ液を濾過後2：1の割合で混和する．混和後，褐色ビンに保存すると室温で数カ月間安定である．
  - Ⅰ液……2％アルシアン青水溶液
  - Ⅱ液……1.5％ピロニンB水溶液

【染色方法】
- 尿沈渣0.2 mLに染色液を1滴滴下する．

  注意 アルシアン青およびピロニンBの色素粉末の純度（含有率）は，各試薬メーカーの精製法や同一メーカーであっても製造番号により大きく異なっていることがある．また，含有率が同じでも，精製法により色素の溶解性が異なることもあるので，注意しなければならない．したがって，S染色液を作製する場合は，使用する色素粉末によって，アルシアン青水溶液とピロニンB水溶液の濃度・混合比を調整することが必要となる．

❷ ズダン（Sudan）Ⅲ染色
【染色液の調製】
- 70％エタノールにズダンⅢを溶解し，密栓して50〜60℃のふ卵器に12時間入れた後，室温に戻し，濾過して保存する．
  - 70％エタノール………100 mL
  - ズダンⅢ………1〜2 g

【染色方法】
- 尿沈渣0.2 mLに染色液を2〜3滴滴下する．

❸ ベルリン青(Berlin blue)染色
【染色液の調製】
- 🔺 使用時にⅠ液とⅡ液を等量混合する.

  [Ⅰ液]
  - フェロシアン化カリウム………2 g
  - 蒸留水……100 mL

  [Ⅱ液]
  - 塩酸………1 mL
  - 蒸留水………99 mL

【染色方法】
- 🔺 尿沈渣 0.2 mL に染色液を 10 mL 加える.10 分以上放置し,遠心後,尿沈渣成分を鏡検する.

❹ ルゴール(Lugol)染色
【染色液の調製】
- 🔺 ヨウ化カリウムを 5〜10 mL の蒸留水に溶かし,ヨードを加えて溶解させ,完全に解けたら残りの蒸留水を加える.
  - ヨード………1 g
  - ヨウ化カリウム………2 g
  - 蒸留水………300 mL

【染色方法】
- 🔺 尿沈渣 0.2 mL に染色液を 1 滴滴下する.

❺ P-B(Prescott-Brodie)染色
【染色液の調製】
- 🔺 Ⅰ,Ⅱ,Ⅲ液を混和し,一昼夜放置後,遠心上清を使用する.本染色液は褐色ビンに保存すると数カ月間使用可能である.ただし,結晶が析出するので,ときどき濾過する必要がある.

[Ⅰ液]
- 2,7-ジアミノフルオレン 10 mg をエチルアルコール 3.5 mL で溶解後,蒸留水 3.5 mL を添加.
- フロキシン B………13 mg

[Ⅱ液]
- 酢酸ナトリウム・$3H_2O$………1.1 g
- 0.5％酢酸………2 mL

[Ⅲ液]
- 3％過酸化水素水………0.1 mL

【染色方法】

🔺 尿沈渣 0.2 mL に染色液を 2～5 滴滴下する.ただし,本染色法は酵素反応を利用しているため,白血球が多いときは基質量が不足することなどにより,染色液を多めに加えないと染色されない.

❻ ハンセル(Hansel)染色

【染色液の調製】

[染色液]
- メチレン青………0.6 g
- エオジン Y………0.2 g
- メチルアルコール………60 mL

[緩衝液]
- 10％エタノール加リン酸緩衝液

【染色方法】

🔺 尿沈渣 0.2 mL に染色液を 2 滴滴下し,5 分間放置する.10％エタノール加リン酸緩衝液を 10 mL 加え,混和する.遠心後,沈渣成分を鏡検する.

❼ 各種脂質の証明法

検出法 脂質の種類	ズダンⅢ	オイル赤O	中性赤	オスミウム酸	アルコール	重屈折性
中性脂肪	赤	濃赤	−	黒	＋	−
コレステロール	黄赤橙	赤橙	−	−	＋	全屈折 （針状）
コレステロール エステル	黄赤	赤橙	−	灰	−	重屈折 （十字）
リン脂質	赤(弱)	赤	赤	灰	±	重屈折 （十字）
糖脂質	赤(弱)	赤	赤	灰	±	重屈折 （十字）
脂肪酸	黄赤	赤橙	赤	−	＋	−

3 保存方法およびその標本作製法（がん研八木法）

❶ 保存液の試薬
- パラホルムアルデヒド（粉末・電顕用）
- 25％グルタールアルデヒド（液状・電顕用）
- 0.2 mol リン酸緩衝液（pH 7.4）
- 1％ $CaCl_2$
- 1 N-NaOH

❷ 保存液の作製法
(1) 100 mL のメスフラスコにパラホルムアルデヒド 1.5 g を入れる（揮発性が強く，ドラフト内で行う）．
(2) 純水 40 mL を加え，アルミホイルで蓋をし，60〜70℃で加温溶解する（加温付きスターラーを使用する．溶解しにくく透明化するまでに約 3 時間を要する）．
(3) ほぼ透明化した時点で，室温にて冷却する．
(4) スターラーで撹拌しながら，1 N-NaOH を 6 滴（約 0.2 mL）加える（透明化が著明となる）．
(5) 25％グルタールアルデヒドを 8 mL 加え，混和する（安全ピペッター使用）．
(6) 0.2 mol リン酸緩衝液を加え，全量 100 mL とし，混和する．
(7) 1％ $CaCl_2$ をスターラーで撹拌しながら 6 滴（約 0.2 mL）加え，保存液は完成する（冷蔵保存）．

注意 白色の結晶様成分の析出を認めることがあるが，濾過後使用可能である．

❸ 保存方法
⚠ 使用時，必要量の保存液を純水で約 2 倍希釈し，沈渣に 1〜2 mL 加えて，冷蔵保存する．長期保存を目的と

する場合は，5 mL 以上加えて，冷蔵保存する．
- ⚠ 濃縮を避けることができれば，10 年以上の長期保存が可能である．

❹ 無染色標本作製法
(1) 保存検体を遠心する．
(2) カバーグラス付きスライドグラスに沈渣を流し込む．
(3) ビオライトなどで周りをシールすることで完成する．
- ⚠ 冷暗所に保存することで約 2 カ月は鏡検可能である．

❺ S 染色標本の作製法-1
(1) 通常の S 染色液の濃度・滴下量では過染するため，2% アルシアン青水溶液，1.5% ピロニン B 水溶液（シグマ社またはクローマ社）を 1：1 の割合で混合した染色液を用いる．
(2) 新たな染色液の滴下は，固定液で保存した沈渣 100 μL に対して 10〜25 μL であり，滴下後混和する．
(3) カバーグラス付きスライドグラスに流し込み，ビオライトなどで周りをシールすることで完成する．
- ⚠ 冷暗所に保存することで約 2 カ月は鏡検可能である．

❻ S 染色標本の作製法-2
(1) 尿沈渣 0.2 mL に対して濃度変更した S 染色液*を 1 滴加え混和する．
(2) 約 30 分間放置後，再び混和し，染色性を確認する．
(3) (1)の最終沈渣量に対して約同量の尿沈渣保存液を加え混和し，冷蔵保存する．
(4) 使用時，保存検体を混和し，カバーグラス付きスライドグラスに流し込み，ビオライトなどで周りをシールすることで完成する．
- ⚠ 乾燥を避けることができれば，長期保存が可能である．

＊《濃度変更したS染色液の調製例》
- ナカライテスク社
  2％アルシアン青水溶液：3.5％ピロニンB水溶液＝1：3
- シグマ社またはクローマ社
  2％アルシアン青水溶液：1.5％ピロニンB水溶液＝1：1

❼ 標本作製例

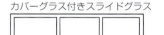

生理食塩水　無染色標本　S染色標本

注意 粘液成分が多い場合や成分が多い場合は，虫ピンなどでカバーグラスを押し上げて注入する．

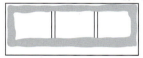

ビオライトやマリノールで周囲を全て封じる．
（モッコリと厚く，塗るというより置く感じ）
マニキュアは不可

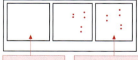

ラベルを貼るサンプル番号や成分名など

目的成分が少ない場合，探しやすいように赤ペンなどで上下に点を打っておく．

各種尿沈渣成分の鑑別

1 赤血球

❶ 赤血球の鑑別ポイント
- 由来の相違
  - 非糸球体型赤血球……非糸球体由来
  - 糸球体型赤血球……糸球体由来
- 尿の浸透圧やpHなどの影響
  - 低浸透圧尿または高pH尿……膨化傾向
  - 高浸透圧尿または低pH尿……萎縮傾向
- 崩壊の程度による形態変化

❷ 血尿をきたす疾患（図4）

❸ 赤血球の由来と臨床的意義
- 非糸球体型赤血球……尿路・生殖器出血
  - 膀胱癌・腎盂癌などの悪性腫瘍，結石症，尿道炎，前立腺炎
- 糸球体型赤血球……腎性出血
  - 急性糸球体腎炎，IgA腎症，腎硬化症，膜性増殖性糸球体腎炎，ループス腎炎
  ※赤血球円柱が同時に検出されることが多い

❹ 非糸球体型赤血球と糸球体型赤血球の分類（図5）

❺ 糸球体型赤血球の形態と出現機序
【糸球体型赤血球の形態】
- 著しい大小不同性……3～12μm
- 多彩な形状……不均一なドーナツ状，コブ状，的状，ねじれ状，断片状
- 小球状……3～5μm

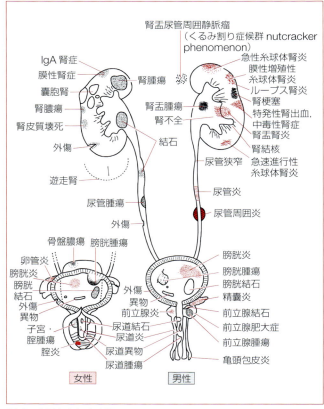

図4　**血尿をきたす疾患**

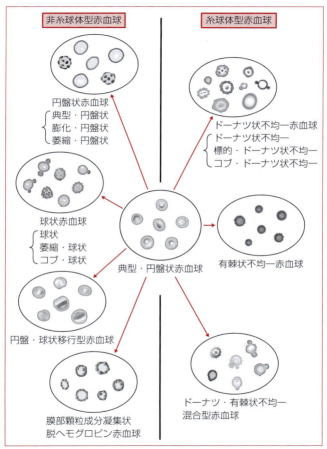

図5 　非糸球体型赤血球と糸球体型赤血球の分類

【糸球体型赤血球の出現機序】

⚠ 損傷糸球体基底膜を通過する際の機械的ダメージ

⚠ ネフロン通過の際の浸透圧や尿成分の変化により受ける急激な環境変化

⚠ 両者の混合による変化

(注意) 尿細管が強く障害され，再吸収や分泌などの機能が低下した場合は，糸球体からの出血があったとしても赤血球の形態に変化を示さないことがあるので注意する．したがって，非糸球体型赤血球が必ずしも非糸球体由来とは限らない．

❻ ネフロン内における浸透圧変化

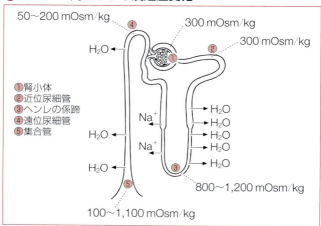

①腎小体
②近位尿細管
③ヘンレの係蹄
④遠位尿細管
⑤集合管

2 白血球

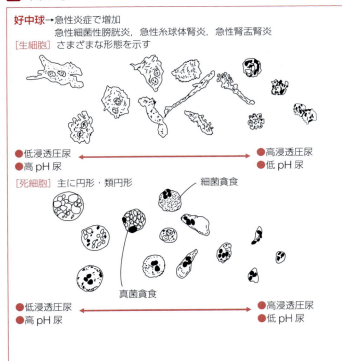

図6 各種尿中白血球の形態と臨床的意義

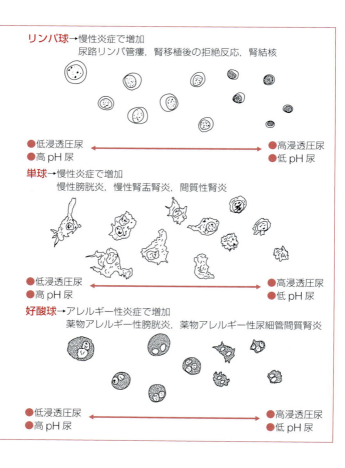

3 円柱類

❶ 円柱の形成

- 🔺 基質……T-H(Tamm-Horsfall) ムコ蛋白
  - 分子量……7×10^6
  - ヘンレの上行脚,遠位尿細管より分泌
  - 健常人で1日20〜50 mgの尿中排泄
- 🔺 形成条件……T-Hムコ蛋白の凝固沈殿条件
  - 尿中の血漿蛋白(主にアルブミン)濃度の上昇
  - 尿濃縮,尿pHの低下,尿流速度の低下
- 🔺 形成部位……主に遠位尿細管,集合管(図7)

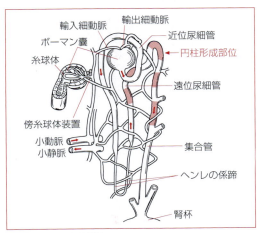

図7 円柱の形成部位
(伊藤機一・富野康日己:症例から学ぶ尿検査の見方・考え方.
第3版, 医歯薬出版, 1996)

> **注意** 腎不全などの腎障害例では，近位尿細管やヘンレの係蹄，集合管部分でも円柱の形成がみられる．

❷ 円柱の形成過程

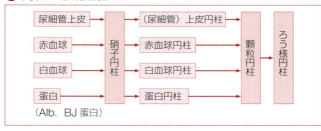

❸ 円柱の種類と臨床的意義

- 硝子円柱―種々の腎障害

  注意 運動後，健常者にもみられる．

- 顆粒円柱―慢性糸球体腎炎，腎不全
- ろう様円柱―腎不全，腎炎末期
- 脂肪円柱―ネフローゼ症候群，糖尿病性腎症
- 赤血球円柱―急性糸球体腎炎，IgA 腎症
- 白血球円柱―腎盂腎炎，間質性腎炎，ループス腎炎
- 上皮円柱―急性尿細管壊死，糸球体腎炎，肝・胆道疾患（肝腎症候群）
- 幅広円柱―腎不全，腎炎末期
- BJ 蛋白円柱―骨髄腫腎
- 大食細胞円柱―抗癌剤などによる尿細管障害，間質性腎炎
- 空胞変性円柱―糖尿病性腎症
- 結晶・塩類円柱―腎石灰化症，結石症

❹ 円柱の判別基準

- 🚧 円柱の幅が 60 μm を超える場合は,円柱の種類と同時に幅広円柱としても報告する.
- 🚧 硝子円柱に細胞や脂肪顆粒などの成分が 3 個以上封入されている場合は,その成分名の円柱とし,2 個以下のものは硝子円柱とする.
- 🚧 円柱基質に顆粒成分が 1/3 以上封入されるものを顆粒円柱とする.1/3 未満のものは硝子円柱とする.
- 🚧 円柱基質内に細胞や脂肪顆粒などの成分が 2 種類以上かつ 3 個以上封入されている場合は,そのおのおのの成分名の円柱に分類する.
- 🚧 顆粒成分が 1/3 以上あって,細胞や脂肪顆粒などの成分が 3 個以上封入されている場合は,顆粒円柱とそれぞれの円柱に分類する.
- 🚧 顆粒成分とろう様成分が混在する場合は,顆粒円柱とろう様円柱に分類する.
- 🚧 ろう様円柱内に細胞や脂肪顆粒などの成分が 3 個以上存在する場合は,ろう様円柱とそれぞれの成分名の円柱に分類する.
- 🚧 ヘモグロビン円柱,ミオグロビン円柱,アミロイド円柱,BJ 蛋白円柱,血小板円柱などの円柱は,形態的には顆粒円柱,ろう様円柱に分類される.免疫化学染色や蛍光抗体染色などの特殊染色によって証明された場合のみ,分類可能である.

> **注意** 硝子円柱は尿細管腔で生成されるものであるが,停滞時間が短いと不完全な円柱が形成され粘液状を呈する.したがって,粘液糸に分類されている成分の中には,粘液状を示す不完全な硝子円柱が含まれていることが考えら

れる．すなわち，日常の尿沈渣鏡検において，不完全な硝子円柱は，粘液糸に分類されている．

注意 正常の尿細管腔はほぼ平行であるが，尿細管障害が進行すると，尿細管腔が変形を起こしていびつな形状を示し，この鋳型である円柱もいびつな形状を示すことが示唆される．したがって，円柱は2辺が平行とは限らず，2辺が平行でない円柱のほうが病的意義が高いと考えられる．

❺ 円柱の分類と報告の仕方

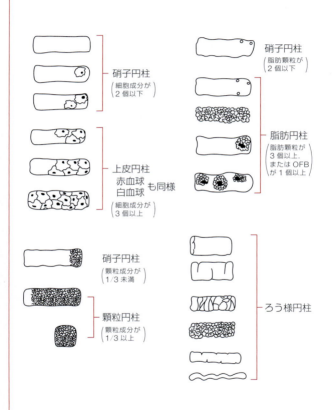

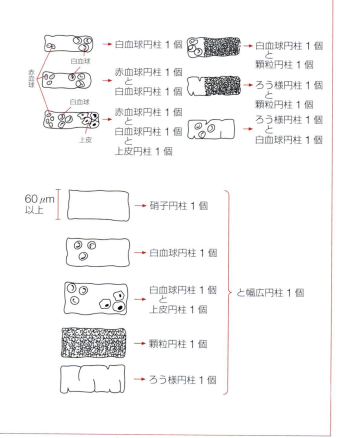

4 上皮細胞類

❶ 泌尿・生殖器系の解剖と出現細胞

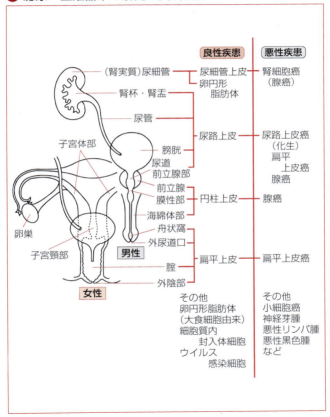

❷ 上皮細胞類・悪性細胞類の関連性

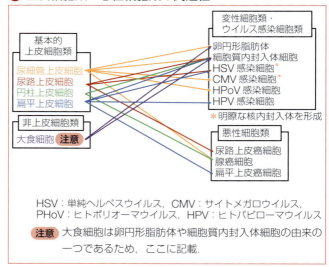

❸ 上皮細胞類の鑑別ポイント

⚠ 細胞質
- 大きさ，色調，表面構造，辺縁構造，S染色による染色性・染色態度など

⚠ 核
- 大きさ，数，位置，核内構造，核形など
  ※細胞の特徴は細胞質に出やすい．

❹ とくに重要な鑑別ポイント

🔺 細胞質の色調
- 灰色調—中〜深層型の扁平上皮細胞
- 灰白色調—円柱上皮細胞,大食細胞
- 黄色調—尿路上皮細胞,尿細管上皮細胞
- 黒褐色調—卵円形脂肪体,脂肪顆粒細胞(由来は主に大食細胞,円柱上皮細胞)
- 茶褐色調—ヘモジデリン顆粒含有細胞

注意 尿路系を構成する上皮細胞の色調は,基本的には灰白〜灰色調であるが,表面構造がザラザラしている尿路上皮細胞や尿細管上皮細胞が尿中に浮遊してきた場合は,尿中色素であるウロクロムが沈着しやすくなり,黄色調を呈すると考えられる.また,本来表面構造が均質状を示す細胞であっても,変性や崩壊が加わり,表面構造がザラザラしてくると黄色調を呈するようになる.

🔺 細胞質の表面構造
- しわ状—扁平上皮細胞,尿細管上皮細胞(特殊型線維状・洋梨状)
- 均質状—中〜深層型の扁平上皮細胞
- 漆喰状—尿路上皮細胞
- 不規則型顆粒状—尿細管上皮細胞(変性・崩壊を示す鋸歯型)
- 微細顆粒状—尿細管上皮細胞(各種の基本型・特殊型)
- 綿菓子状—大食細胞
- レース網目状—円柱上皮細胞,尿細管上皮細胞(特殊型線維状・洋梨状)

🔺 細胞質の辺縁構造
- 曲線状・明瞭—中〜深層型の扁平上皮細胞
- 曲線状・不明瞭—大食細胞
- 角状・明瞭┬紡錘形，洋梨形—深層型の尿路上皮細胞，尿細管上皮細胞（特殊型洋梨状）
  ├円柱形，長台形，涙滴状形—円柱上皮細胞
  └角柱状，角錐台状—尿細管上皮細胞（主に遠位尿細管，集合管由来）
- 角状・不明瞭—尿細管上皮細胞（角柱状，角錐台状，特殊型洋梨状），まれに大食細胞
- 鋸歯状・明瞭—尿細管上皮細胞（主に近位尿細管由来）
- 鋸歯状・不明瞭—大食細胞

🔺 細胞質の染色態度
- 無〜桃色調—中〜深層型の扁平上皮細胞
- 赤紫色調—尿細管上皮細胞，尿路上皮細胞，円柱上皮細胞
- 青紫色または濃赤紫色調—大食細胞，粘液産生型の円柱上皮細胞

❺ 各種上皮細胞類の形態学的特徴および臨床的背景
(1) 尿細管上皮細胞—基本型

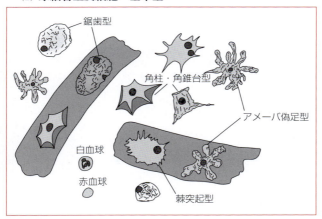

【組織由来】
- 近位尿細管上皮（ボウマン嚢上皮も含む）から集合管上皮・腎乳頭上皮に由来する単層上皮
- 鋸歯型：近位尿細管上皮から腎乳頭上皮由来，大型は主に近位尿細管上皮由来
- アメーバ偽足型・棘突起型：主に近位尿細管上皮由来，小型はヘンレの係蹄上皮由来
- 角柱・角錐台型：ヘンレの係蹄上皮・遠位尿細管上皮・集合管上皮・腎乳頭上皮由来，高円柱状は集合管上皮由来，小型はヘンレの係蹄上皮由来

【疾患】
- 種々の糸球体病変や尿細管病変，腎虚血や腎血漿流量減少をきたす病態

(2) 尿細管上皮細胞—特殊型

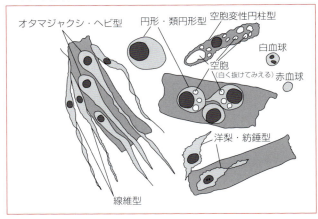

【組織由来】
- 近位尿細管上皮（ボウマン嚢上皮も含む）から集合管上皮・腎乳頭上皮に由来する単層上皮
- 円形・類円形型：再生性の尿細管上皮細胞
- オタマジャクシ・ヘビ型：尿細管腔の閉塞・拡張に伴う円形・類円形型の機械的形態変化像
- 線維型，洋梨・紡錘型：再閉塞した顆粒円柱や塩類円柱などの圧迫による機械的形態変化像
- 空胞変性円柱型：尿細管腔の拡張・蛇行，および尿細管腔の拡張部から狭窄部への通過に伴う円形・類円形型などの機械的形態変化像
  ※特殊型の生成については図8〜12に示す

【疾患】
- 抗癌剤による尿細管障害，慢性腎炎，腎不全

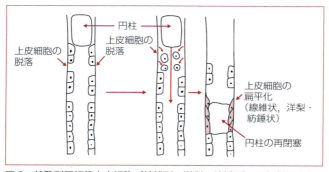

図8 特殊型尿細管上皮細胞(線維型,洋梨・紡錘型)の生成仮説1

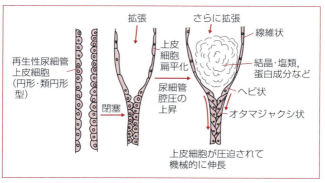

図9 特殊型尿細管上皮細胞(オタマジャクシ型,ヘビ型,線維型)の生成仮説2

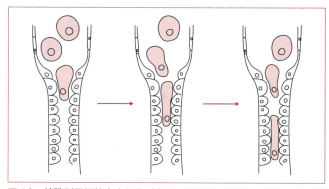

図10 特殊型尿細管上皮細胞（空胞変性円柱，顆粒円柱型）の生成仮説3

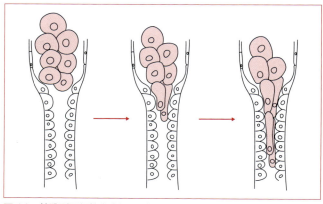

図11 特殊型尿細管上皮細胞（棒状，束状）の生成仮説4

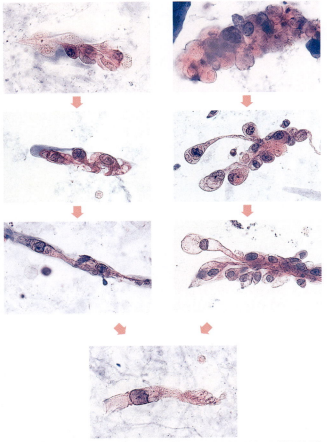

図12 写真で示す特殊型尿細管上皮細胞（空胞変性円柱，顆粒円柱型）の生成仮説5

(3) 尿路上皮細胞

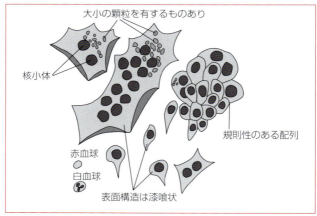

【組織由来】
- 腎杯，腎盂，尿管，膀胱，尿道前立腺部（または女性の内尿道口）までの粘膜に由来
- 組織学的には2〜6層の細胞からなる多列上皮（または一部に二重構造様の偽重層化を伴う上皮）

【疾患】
- 膀胱炎，腎盂腎炎，尿管結石など，腎杯・腎盂から尿道前立腺部または内尿道口までの炎症や結石症，カテーテル挿入による機械的損傷

(4) 円柱上皮細胞

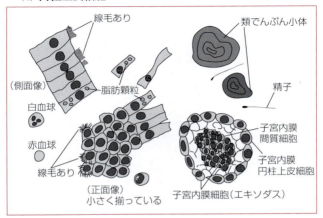

【組織由来】
- 男性では，尿道膜性部から海綿体部の粘膜（重層または多列上皮），尿道球腺，前立腺上皮・精嚢上皮（単層上皮）に由来
- 女性では，尿道の一部（多列上皮）に由来
  注意 子宮頸部上皮・子宮内膜上皮（単層）の混入も考慮する
- 回腸または結腸導管などの尿路変更術後の回腸上皮または結腸上皮に由来

【疾患】
- 尿道炎，カテーテル挿入による尿道の機械的損傷，慢性前立腺炎，精嚢炎，月経時の子宮内膜細胞の混入

(5) 扁平上皮細胞

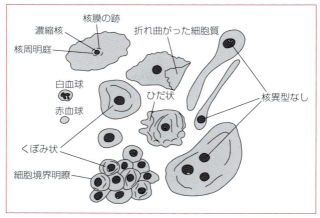

【組織由来】
- 外尿道口の粘膜に由来
- 組織学的には数十層の細胞からなる重層上皮

  注意 女性の場合は，外陰部・腟部からの混入も考慮

【疾患】
- 腟トリコモナスや細菌感染などによる尿道炎，尿道結石症，カテーテル挿入による尿道の機械的損傷，エストロゲンホルモン治療

(6)〔付〕大食細胞（マクロファージ）*

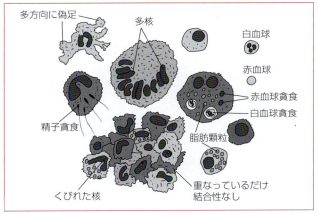

【組織由来】
- 全身の細網組織，骨髄に由来
- 大食細胞と単球は同一系細胞であるが，便宜上，大きさ20μm以上を大食細胞として区別

【疾患】
- 慢性膀胱炎や骨髄腫腎，前立腺肥大症など腎・尿路の各組織に生じた慢性炎症や感染性疾患，組織崩壊亢進などの病的状態に伴って出現

＊大食細胞は非上皮細胞類であるが，卵円形脂肪体や細胞質内封入体細胞の由来の一つであり，上皮細胞類と関連性があるため，ここに記載．

(7) 卵円形脂肪体と脂肪顆粒細胞

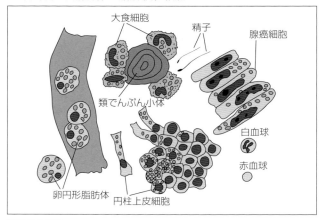

【組織由来】
- 卵円形脂肪体：腎障害に伴って出現する脂肪顆粒を含有する細胞．尿細管上皮由来と大食細胞由来があるが，鑑別が困難なことから両者を区別せずに卵円形脂肪体と報告
- 脂肪顆粒細胞：卵円形脂肪体以外の脂肪顆粒を含有する細胞．主に腺癌などの悪性細胞や円柱上皮細胞，腎疾患以外の大食細胞が脂肪顆粒を含有．脂肪顆粒細胞とせず，各組織型に分類

【疾患】
- 卵円形脂肪体：ネフローゼ症候群，糖尿病性腎症，Alport症候群
- 脂肪顆粒細胞：腎細胞癌や尿路上皮癌などの悪性腫瘍，前立腺肥大症，慢性膀胱炎

(8) 細胞質内封入体細胞

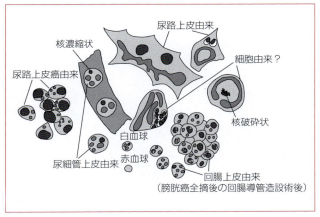

【組織由来】
- 各組織由来の細胞が出現．細胞質内封入体を有する細胞は，一般的に変性・崩壊が強いが由来の判定は可能
- とくに背景がきれいで，細胞質内封入体を有する小型の尿路上皮系細胞の出現は，悪性細胞のことが多く，たとえ異型性が乏しくても必ずチェック

【疾患】
- 尿路上皮癌，膀胱炎，急性尿細管壊死，回腸導管尿路変更術後

(9) HSV・CMV*感染細胞

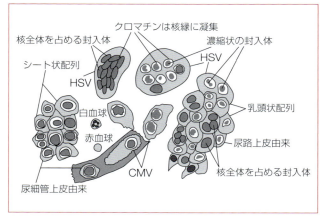

【組織由来】
- HSV感染細胞：尿路上皮由来と扁平上皮由来
- CMV感染細胞：尿細管上皮由来
  ※同時に円柱内に封入されて出現
  ※HSV感染細胞とCMV感染細胞は，核内に明瞭な封入体を形成

【疾患】
- HSV感染，膀胱炎，外尿道口炎
  注意 女性の場合は，外陰部・腟部からの混入も考慮
- CMV感染，免疫力低下，尿細管障害

＊HSV：単純ヘルペスウイルス
　CMV：サイトメガロウイルス

⑽ HPoV*感染細胞

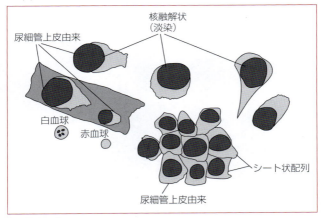

【組織由来】
- 尿細管上皮由来
  ※同時に円柱内に封入されて出現

【疾患】
- HPoV 感染，免疫力低下，尿細管障害

＊HPoV：ヒトポリオーマウイルス

⑾ HPV*感染細胞

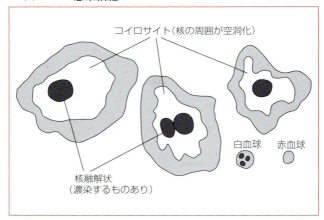

【組織由来】
- 外尿道口の扁平上皮層に由来
  ※核の周囲が空洞化した細胞質を有する細胞をコイロサイトといい，HPV感染にみられるもっとも特徴的な所見

  注意 女性の場合は，外陰部・腟部からの混入も考慮

【疾患】
- HPV感染，尋常性疣贅（イボ），乳頭腫形成

＊HPV：ヒトパピローマウイルス

5 悪性細胞

❶ 悪性細胞の形態学的特徴および出現パターン

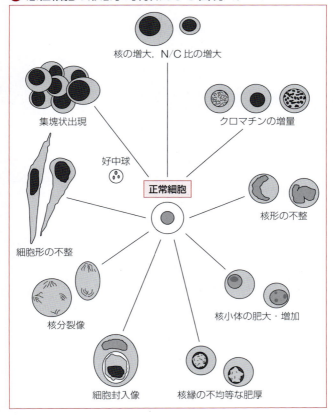

❷ 尿中悪性細胞の検出ポイント

　①には，基本的な悪性細胞の形態学的特徴および出現パターンについて示した．しかし，尿中から検出される悪性細胞は，腫瘍辺縁部の悪性細胞が脱落したものであり，変性・崩壊を示して出現することが少なくない．さらに変性・崩壊を呈し，核が白血球大や赤血球大と小さくなった場合には，見誤ったり見落とされる危険性が高い．

　これらの悪性細胞を見逃さず検出するためには，あらかじめ出現パターンを認識し，細胞系（組織型）別に形態学的特徴をとらえておく．

　核異型が弱い悪性細胞では，とくに細胞質の所見が重要となる．細胞質は脆弱化・均質化して薄くみえ，しばしば脂肪顆粒を含有している．正常の尿路上皮細胞や扁平上皮細胞では，脂肪顆粒を含有していることがきわめて少なく，必ずチェックする．

　また，炎症や結石症，ウイルス感染症などの良性疾患には，どのような異型性を示す細胞が出現するのか，これらもあらかじめパターン認識し，形態学的特徴をとらえておく．

　以下に各種悪性細胞の形態学的特徴および出現パターン，組織由来・疾患，注意点などを示す．

❸ 各種悪性細胞の形態学的特徴および臨床的背景
(1) 尿路上皮癌細胞

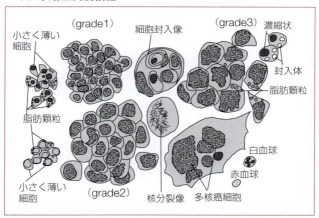

【組織由来】
- 腎杯，腎盂，尿管，膀胱，尿道前立腺部（または女性の内尿道口）までの尿路上皮層から発生
  ※腎尿路系においてもっとも発生頻度が高い癌
    組織学的には，異型度（grading）によりG1～G3（低異型度～高異型度）に分類
- 注意 尿路上皮癌細胞のなかには，異型性が弱く小型で変性・崩壊（核濃縮状，細胞質の脆弱化・脂肪化・細胞質内封入体形成など）を示す細胞が存在することを認識

【疾患】
- 腎杯癌，腎盂癌，尿管癌，膀胱癌

(2) 腺癌細胞

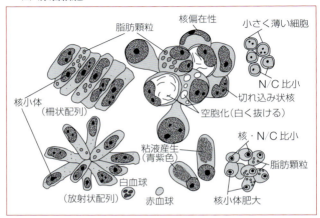

【組織由来】

- 腎尿路原発：尿細管上皮，前立腺上皮，尿道の円柱上皮，尿膜管上皮，および尿路上皮の化生または尿路上皮癌の化生から発生
- 他臓器腺癌の転移・浸潤：大腸上皮，胃上皮，子宮体部上皮，肺上皮，乳腺上皮から発生

  注意 女性の場合は，子宮体部腺癌細胞や卵巣癌細胞の外陰部・腟部からの混入も考慮

【疾患】

- 腎尿路原発：腎細胞癌，前立腺癌，尿道腺癌，膀胱腺癌，尿膜管癌
- 多臓器腺癌の転移・浸潤：大腸癌，胃癌，子宮体癌，卵巣癌，肺癌，乳癌

(3) 扁平上皮癌細胞

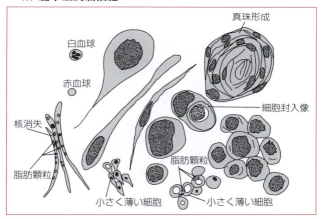

【組織由来】
- 腎尿路原発：尿道の扁平上皮，尿路上皮の化生または尿路上皮癌の化生から発生
- 他臓器扁平上皮癌の転移・浸潤：子宮頸部上皮，腟上皮，喉頭上皮，肺上皮から発生

注意 女性の場合は，子宮頸部扁平上皮癌細胞や腟部扁平上皮癌細胞の外陰部・腟部からの混入も考慮

【疾患】
- 腎尿路原発：尿道扁平上皮癌，膀胱扁平上皮癌，尿管扁平上皮癌，腎盂扁平上皮癌
- 多臓器扁平上皮癌の転移・浸潤：子宮頸癌，腟癌，喉頭癌，肺癌

(4) その他の悪性細胞

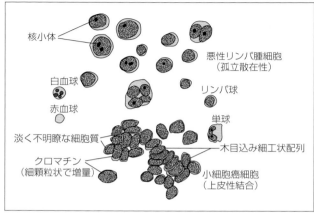

【上皮性悪性細胞】
- 小細胞癌細胞
- 神経芽腫細胞
- 精上皮腫細胞
- 絨毛癌細胞

【非上皮性悪性細胞】
- 悪性リンパ腫細胞
- 白血病細胞
- 悪性黒色腫細胞
- 平滑筋肉腫細胞
- 横紋筋肉腫細胞

6 結晶・塩類

① 結晶・塩類の形態

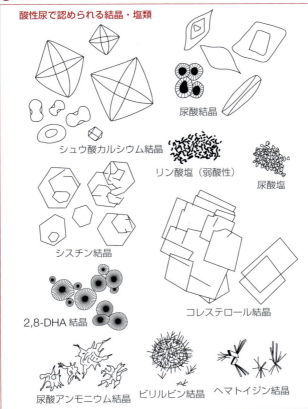

酸性尿で認められる結晶・塩類

- シュウ酸カルシウム結晶
- 尿酸結晶
- リン酸塩（弱酸性）
- 尿酸塩
- シスチン結晶
- コレステロール結晶
- 2,8-DHA 結晶
- 尿酸アンモニウム結晶
- ビリルビン結晶
- ヘマトイジン結晶

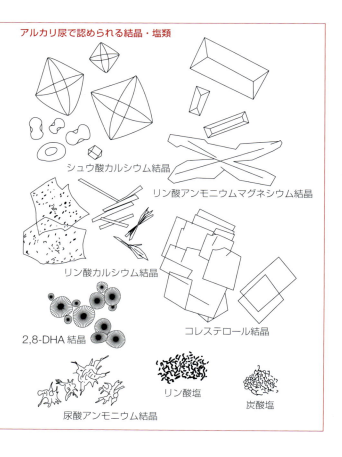

❷ 結晶・塩類の鑑別方法

結晶	pH	色調	加温	酢酸	塩酸	KOH	クロロホルム
シュウ酸カルシウム結晶	酸性～アルカリ性	無色	−	−	+	−	−
尿酸塩	酸性	黄色, レンガ色	+	−	−	+	−
尿酸結晶	酸性	黄褐色	−	−	−	+	−
リン酸塩	弱酸性～アルカリ性	無色, 灰白色	−	+	+	−	−
リン酸カルシウム結晶	弱酸性～アルカリ性	無色, 灰白色	−	+	+	−	−
リン酸アンモニウムマグネシウム結晶	中性～アルカリ性	無色, 淡黄色	−	+	+	−	−
尿酸アンモニウム結晶	酸性～アルカリ性	褐色, 淡黄色	+	+	+	+	−
炭酸カルシウム結晶	中性～アルカリ性	無色, 灰白色	−	+気泡	+気泡	−	−
ビリルビン結晶	酸性	黄褐色	−	−	−	+	+
チロシン結晶	酸性	無色	−	−	+	+	−
コレステロール結晶	酸性～中性	無色	−	−	−	−	+
シスチン結晶	酸性	無色	−	−	+	+	−
2,8-DHA結晶	酸性～中性	褐色	−	−	−	+	−

加温:60℃, 酢酸:30%, 塩酸:30%, KOH:10%
+:可溶, −:不溶, ±:わずかに可溶

5 尿沈渣成分の正常とみなす基準

- ▲ 赤血球……………………………4 個以下/HPF
- ▲ 白血球……………………………4 個以下/HPF
- ▲ 円柱類……………………………0/WF（硝子円柱を除く）
- ▲ 上皮細胞類………………………1 個未満/HPF（扁平上皮細胞を除く）
- ▲ 悪性細胞…………………………0/WF
- ▲ 結晶・塩類
  - 通常結晶・塩類……………1＋以下/HPF
  - 異常結晶……………………0/WF
- ▲ 細菌[*1]……………………………4 個以下/HPF
- ▲ 真菌[*2]……………………………0/WF
- ▲ 原虫[*3]（腟トリコモナスなど）
  ……………………………0/WF
- ▲ 寄生虫および寄生虫卵[*4]（Bilharz 住血吸虫卵など）
  ……………………………0/WF

[*1,2]：採尿後の長時間放置や容器の汚染などにより，細菌や真菌が増加して認められることがあるので注意する．

[*3,4]：容器の汚染や外界からの混入などにより，ゾウリムシやワムシなどの原虫，およびダニやシラミなどの寄生虫が認められることがある．

報告の仕方およびコメントの記載例

※コンピュータによるシステム化では，コード入力が基本であり，コード変換後に表示されるコメントの文字数が一つの欄に10字以内と制限されていることが多いため，10字以内での記載例を作成した．

※報告にあたっては，独自に判断するのではなく，まず臨床側と事前に話し合いをもち，お互いにコンセンサスを得ておくことが大切である．

1 赤血球

▲ 形態学的に糸球体出血を示唆する糸球体型赤血球が認められた場合は，その割合に応じて以下のようなコメントをする．

［赤血球コメント］

> 糸球体型・少数混在
>   または
> 糸球体型・中等度混在
>   または
> 糸球体型・大部分

2 白血球

▲ 尿沈渣中にみられる白血球の95％以上は好中球とされているが，他の種類の白血球が明らかに増加している場

合は，以下のようなコメントをする．

[白血球コメント]

> 単球増加
> 　　または
> リンパ球増加
> 　　または
> 好酸球増加／アレルギー性炎症疑い
> 　　または
> 単球・リンパ球増加

3 円　柱

▲ BJ 蛋白円柱を疑うイクラ状や毛玉状を呈するろう様円柱が認められた場合は，尿蛋白試験紙法とスルホサリチル酸法との乖離がないかを確認する．
　もしも乖離がみられた場合は，ろう様円柱に分類し，以下のようなコメントをする．

[円柱コメント]

> BJ 蛋白円柱疑い
> ／精査をお願いします
> ／（免疫電気泳動など）

4 上皮細胞類

▲ 良性細胞であるが，大型細胞や奇妙な形状を示す細胞，細胞集塊，ウイルス感染を示唆する細胞などが認められた場合，または異常な出現パターンを示した場合などは必要に応じてコメントをする．

❶ 大型・多核の尿路上皮細胞

▲ 尿路上皮細胞として個数を記載し，以下のようなコメントをする．

> 大型・多核細胞（＋）
> ／核異型なし
> 　　または
> ／軽度の核異型を伴う

❷ 集塊状に出現した尿路上皮細胞

▲ 尿路上皮細胞集塊として個数を記載し，以下のようなコメントをする．

［カテーテル挿入や膀胱鏡検査などにより機械的損傷が考えられた場合］

> 著明な重積性・大集塊
> ／核異型なし
> ／カテーテルによる損傷
> 　　または
> ／膀胱鏡検査の影響

［膀胱炎や腎盂腎炎などの炎症によるものと考えられ，軽度の核増大や核小体肥大などが認められた場合］

> 軽度の核異型あり
> ／再提出をお願いします

❸ オタマジャクシ状や線維状などの奇妙な形状を示した扁平上皮細胞

▲ 扁平上皮細胞として個数を記載し，以下のようなコメントをする．

［エストロゲンホルモン治療による影響が考えられた場合］

> 奇妙な形状細胞あり
> ／核異型なし
> ／エストロゲンの影響か

［放射線治療による影響が考えられた場合］

> 大型・奇妙な形状細胞
> ／軽度の核異型あり
> ／放射線の影響か

［原因の推定が困難な場合］

> 奇妙な形状細胞あり
> ／核異型なし

❹ **線維型やヘビ型などの形状を示した特殊型尿細管上皮細胞が，孤立散在性または結晶・塩類円柱に封入・付着して認められた場合**
　⚠ 尿細管上皮細胞または上皮円柱として個数を記載し，以下のようなコメントをする．

> 特殊型（＋）
> ／線維型・ヘビ型
> ／円柱内にも封入・付着

❺ **円形・類円形型やオタマジャクシ型などの特殊型尿細管上皮細胞が孤立散在性または集塊状に出現した場合**
　⚠ 尿細管上皮細胞または尿細管上皮細胞集塊として個数を記載し，以下のようなコメントをする．

> 特殊型（＋）
> ／円形・類円形型
> 　　または
> ／オタマジャクシ型

❻ 崩壊・変性の強い鋸歯型の尿細管上皮細胞が多数出現し，急性尿細管壊死が考えられた場合

▲ 尿細管上皮細胞として個数を記載し，以下のようなコメントをする．

> 変性・崩壊鋸歯型多数
> ／急性尿細管壊死疑い
> ／腎機能チェック・確認

❼ HPV 感染を疑うコイロサイトが認められた場合

▲ HPV 感染を疑う細胞として個数を記載し，以下のようなコメントをする．

> コイロサイトあり

❽ HPoV 感染を疑う細胞が認められ，円柱内にも同様の細胞が封入されていた場合

▲ HPoV 感染を疑う細胞として個数を記載し，以下のようなコメントをする．

> 円柱内に同様細胞封入
> ／尿細管上皮由来を示唆

❾ HSV 感染を疑う核内封入体を有する細胞が認められ，尿路上皮由来が示唆された場合

🚧 HSV 感染を疑う細胞として個数を記載し，以下のようなコメントをする．

> 核内封入体（＋）
> ／尿路上皮由来を示唆

5 悪性細胞類

🚧 悪性を疑う細胞や悪性を疑う細胞集塊が認められた場合は，悪性を疑う細胞または悪性を疑う細胞集塊として個数を記載し，以下のようなコメントをする．

［組織型の推定が可能な場合］

> 尿路上皮癌疑い
> ／精査をお願いします
> 　　または
> 腺癌疑い
> ／大腸癌の浸潤を疑う
> ／精査をお願いします
> 　　または
> 扁平上皮癌疑い
> ／婦人科混入可能性あり
> ／精査をお願いします

［変性・崩壊が強く，組織型の推定が困難な場合］

> 変性・崩壊が強い
> ／組織型の推定困難
> ／精査・要再検

⚠ 異型性を示すが，悪性を疑う細胞または悪性を疑う細胞集塊と言い切れない場合は，異型細胞または異型細胞集塊として個数を記載し，以下のようなコメントをする．

［組織型の推定が可能な場合］

> 尿路上皮由来
> ／要再検
> 　　または
> 円柱上皮由来
> ／要再検
> 　　または
> 扁平上皮由来
> ／要再検

［組織型の推定が困難な場合］

> 組織型の推定困難
> ／要再検

II. 各種尿沈渣成分の解説

1 非上皮細胞類——*68*
2 上皮細胞類——*86*
3 悪性細胞類——*134*
4 円柱類——*154*
5 微生物・寄生虫類——*178*
6 塩類・結晶類——*182*
7 その他——*188*

●写真の倍率は，撮影時の倍率を記載

1 非上皮細胞類　1　血球類

（1）赤血球　①非糸球体型赤血球

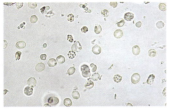

【写真1】無染色　400倍

【写真2】無染色　400倍

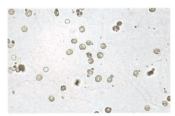

【写真3】無染色　400倍

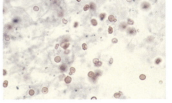

【写真4】S染色　400倍

写真1の赤血球は，大部分がやや大型の典型・円盤状で，一部が萎縮・円盤状や萎縮・球状を示している．背景には少数の真菌が認められる．**写真2**の赤血球は，大部分が小型の萎縮・球状で，一部が球状を示している．**写真3**の赤血球は，大部分がコブ・球状で，一部が円盤・球状移行型や膨化・円盤状を示している．**写真4**は**写真3**のS染色像で，ヘモグロビンを豊富に有する赤血球はS染色性が不良である．

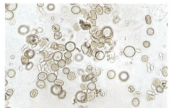

【写真5】無染色　400倍

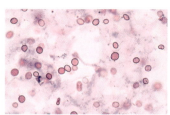

【写真6】S染色　400倍

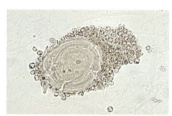

【写真7】無染色　400倍

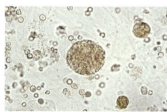

【写真8】無染色　400倍

写真5の赤血球は，大部分が大型の膨化・円盤状で，一部が萎縮・円盤状を示している．背景には多数の真菌が認められる．写真6の赤血球は，大部分が写真5と同様の脱ヘモグロビン状を呈し，S染色性が良好である．写真7，8の赤血球は，前立腺生検後1～2週間後の尿沈渣に出現した膜部顆粒成分凝集状脱ヘモグロビン赤血球である．写真7は類でんぷん小体を取り囲むように出現し，写真8の中央には同様の赤血球を多数貪食した大食細胞が認められる．

1 非上皮細胞類　1　血球類

（1）赤血球　②糸球体型赤血球

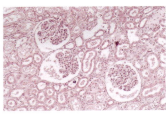

【写真1】HE染色　100倍　　【写真2】HE染色　400倍

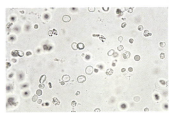

【写真3】無染色　400倍　　【写真4】S染色　400倍

写真1のボウマン嚢内および尿細管腔内には，糸球体型赤血球が認められる．写真2は写真1の強拡大である．ボウマン嚢内の赤血球は主にコブ状を呈し，大小不同が著しい．写真3の赤血球は，すべてが糸球体型赤血球と考えられる．大小不同が著しく，大型赤血球は主にドーナツ状不均一を呈し，なかには標的状やコブ状で不均一を示すものも認められる．また，写真3のようなヘモグロビンを有する赤血球は，写真4のようにS染色性が不良である．

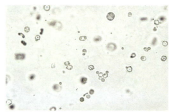

【写真5】無染色　400倍

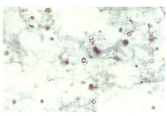

【写真6】S染色　400倍

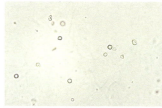

【写真7】無染色　400倍

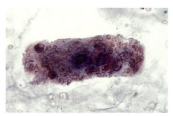

【写真8】S染色　400倍

写真5の赤血球は，すべてが糸球体型赤血球と考えられる．多くは小球状を呈し，コブ・ドーナツ状，標的・ドーナツ状などで不均一を示している．また，写真5のようなヘモグロビンを有する赤血球は，写真6のようにS染色性が不良である．写真7に示す小球状の赤血球は，すべてがドーナツ状不均一赤血球である．写真8には写真7と同様な赤血球が円柱内に封入され，赤紫色に染め出されている．脱ヘモグロビン状の赤血球は，S染色性が良好である．

1 非上皮細胞類 1 血球類

(2) 白血球　①好中球（生細胞）

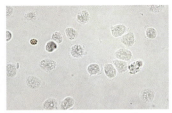
【写真1】無染色　400倍

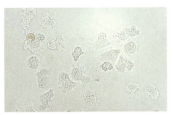
【写真2】無染色　400倍

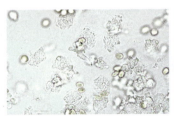
【写真3】無染色　400倍

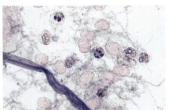
【写真4】S染色　400倍

写真1～3にみられる好中球は，すべてが生細胞である．写真1は，スライドガラスにひだ状の偽足を出し始めた直後の細胞像である．写真2の好中球は，写真1と比べてさらに伸展して薄くなり，辺縁構造が不明瞭で分葉核を観察することができる．写真3の好中球は，低浸透圧尿のため，やや膨化状を呈している．写真4は，写真1～3の生細胞がみられた検体にS染色液滴下後の鏡検像である．生細胞は円形，類円形を示すようになり，染色性が不良である．

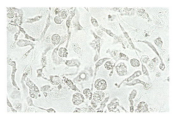

【写真5】無染色　400倍　　　【写真6】無染色　400倍

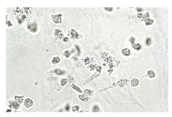

【写真7】無染色　400倍　　　【写真8】S染色　400倍

写真5の好中球は，大部分が生細胞でアメーバ様の偽足を出し，糸状や棒状などの様々な形状を示している．写真6，7の好中球は，大部分が生細胞で，細かい乳頭状の偽足を多方向に出している．また，これらの好中球は，高浸透圧尿のため，萎縮状を呈している．写真8は，写真6，7の生細胞がみられた検体にS染色液滴下後の鏡検像である．このような生細胞も円形，類円形を示すようになり，染色性が不良である．

1 非上皮細胞類 1 血球類

(2) 白血球　①好中球（死細胞）

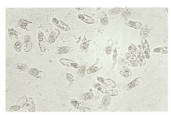

【写真1】無染色　400倍

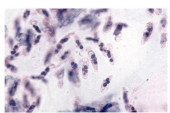

【写真2】S染色　400倍

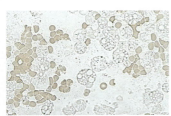

【写真3】無染色　400倍

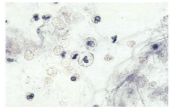

【写真4】S染色　400倍

写真1～8にみられる白血球は，すべてが好中球の死細胞である．**写真1**は，多くが伸ばされたように円柱状を示し，黄色調である．膨化状で空胞化が目立ち，顆粒の分布が不規則である．**写真2**は**写真1**と同様な好中球のS染色像である．染色性が良好で，分葉核は青色調に染め出されている．**写真3**は，膨化状で大小の空胞化が目立つ．**写真4**は**写真3**と同様な好中球のS染色像である．死細胞でも染色性が不良であるが，時間をおくと分葉核が青色調に染め出される．

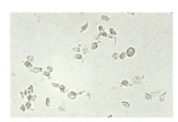
【写真5】無染色　400倍

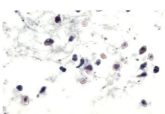
【写真6】S染色　400倍

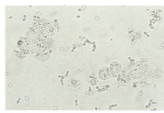
【写真7】無染色　400倍

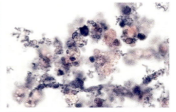
【写真8】S染色　400倍

写真5,6は同一症例である．崩壊が強く細胞質の大部分が消失し，大きさはほぼ赤血球大である．無染色像では黄色調を呈し，S染色像では染色性が良好で，分葉核が青色調に染め出されている．写真7,8は同一症例である．背景には酵母様真菌が認められ，同様の真菌が好中球内にも貪食されている．無染色像では真菌は好中球より濃い灰色調で，楕円形を示している．S染色像では真菌は染色性が不良であるが，分葉核は良好に青色調に染め出されている．

1 非上皮細胞類 1 血球類

(2) 白血球　②好酸球

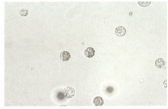

【写真1】無染色　400倍　　【写真2】無染色　400倍

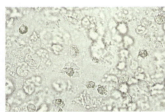

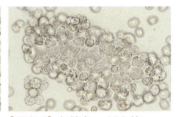

【写真3】無染色　400倍　　【写真4】無染色　400倍

写真1の中央には，2個の好酸球が認められる．好酸顆粒は核を除いた細胞全体に分布し，2個とも核は左側に偏在している．写真2の中央には，1個の膨化状の好酸球が認められる．顆粒のない領域が核の位置である．写真3には，7個の好酸球が認められ，ひだ状や乳頭状の偽足を出す生細胞がみられる．背景の細胞は，回腸導管由来の変性した円柱上皮細胞である．写真4は，10個以上の好酸球が混在した好中球主体の白血球集塊である．しばしば好酸球は好中球などと集塊をなして出現する．

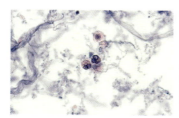

【写真5】S染色　400倍　　【写真6】S染色　400倍

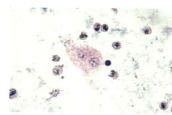
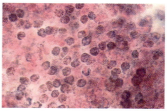

【写真7】S染色　400倍　　【写真8】S染色　400倍

写真5の中央には，2個の好酸球が認められる．分葉核は，好中球と比べて大きく，2分葉のことが多い．S染色では，好酸顆粒は不染性を示す．写真6には，5個の好酸球が認められる．生細胞や新鮮細胞では，S染色性が不良である．写真7には，8個の好酸球が認められる．崩壊・変性した死細胞では，S染色性が良好である．写真8には，多数の好酸球が認められる．背景の細胞は，写真3と同様に回腸導管由来の変性した円柱上皮細胞である．

1 非上皮細胞類 1 血球類

(2) 白血球　③リンパ球

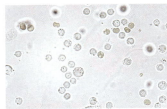

【写真1】無染色　400倍

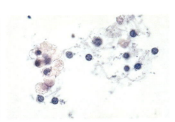

【写真2】S染色　400倍

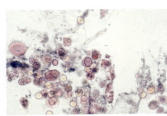

【写真3】S染色　400倍

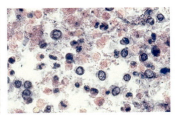

【写真4】S染色　400倍

写真1には，赤血球大のリンパ球が多数認められる．灰白色調で，細胞質表面構造は均質状であり，生細胞または新鮮細胞が考えられる．写真2は写真1のS染色像である．左側にある好中球集塊と比べて染色性が良好である．単核でN/C比が高く，細胞質は淡く薄くみえる．写真3の中央には，大型リンパ球が認められる．慢性膀胱炎などに出現する．写真4には，大小のリンパ球が10個以上認められる．炎症が強く崩壊が進み，細胞質が青色調に染め出されている．

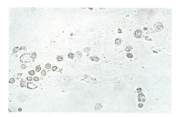

【写真5】無染色　400倍

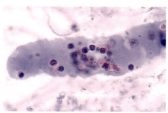

【写真6】S染色　400倍

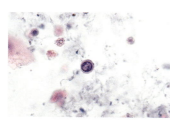

【写真7】S染色　400倍

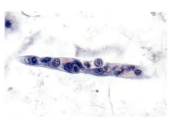

【写真8】S染色　400倍

写真5の幅広円柱には，大小のリンパ球が封入されている．多くは死細胞で，核縁にクロマチンが凝集している．写真6の円柱内には，小型のリンパ球が封入されている．慢性腎炎などに出現する．写真7の中央には，1個の大型リンパ球が認められる．核小体が目立ち，悪性リンパ腫細胞との鑑別が必要となる．しかし，クロマチン増量や核形不整もみられないことから鑑別される．写真8の円柱内には，写真7と同様の大型リンパ球が認められる．慢性腎炎などに出現する．

1 非上皮細胞類　1 血球類

(2) 白血球　④単球

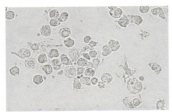

【写真1】無染色　400倍

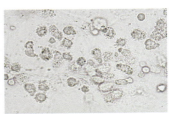

【写真2】無染色　400倍

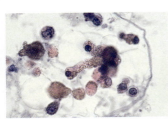

【写真3】S染色　400倍

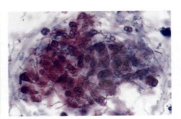

【写真4】S染色　400倍

写真1, 2にみられる白血球は，大部分が単球の生細胞または新鮮細胞と考えられる．写真1の単球は，灰白～灰色調で大小不同を示し，糸状の偽足を出しているものが認められる．写真2の単球は，灰色調で細かい乳頭状の偽足を出し，脂肪顆粒を貪食しているものがみられる．写真3の白血球は，すべてが単球で，染色性不良の細胞が生細胞または新鮮細胞と考えられる．写真4の集塊をなす白血球は，大部分が単球の死細胞である．偽足を出した状態で染め出されている．

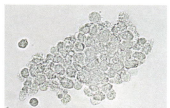
【写真5】無染色 400倍

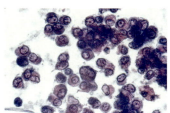
【写真6】S染色 400倍

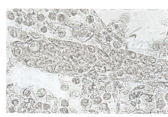
【写真7】無染色 400倍

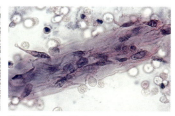
【写真8】S染色 400倍

写真5の集塊をなす白血球は，すべてが単球の生細胞と考えられる．灰白〜灰色調で，上皮性の結合がみられない．写真6は写真5と同一検体のS染色像である．単球の生細胞は，染色直後では染色性が不良であるが，1時間ほど放置すると明瞭に染め出される．写真7，8の円柱は，ともに単球主体の白血球円柱である．写真7の単球は，やや黄色調で核縁にクロマチンが凝集しており，死細胞と考えられる．写真8も死細胞で，偽足を出した状態で染め出されている．

1 非上皮細胞類

2 大食細胞①

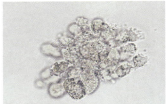

【写真1】無染色　400倍

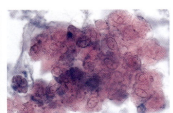

【写真2】S染色　400倍

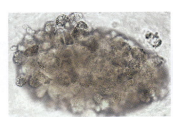

【写真3】無染色　400倍

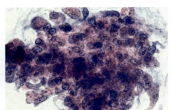

【写真4】S染色　400倍

写真1の集塊をなす大食細胞は，辺縁構造が細かい鋸歯状で不明瞭であり，生細胞が考えられる．写真2の集塊をなす大食細胞は，核の染色性がやや不良であり，新鮮な細胞が考えられる．辺縁構造や細胞境界が不明瞭で，上皮性の結合がみられない．写真3の集塊をなす大食細胞は，著しい重積性を示すが，細胞同士は重なり合っているだけで，上皮性の結合がみられない．写真4の集塊をなす大食細胞は，偽足を出した状態で染め出され，核・細胞質ともに多彩な形状を示している．

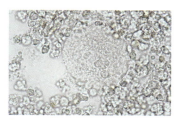

【写真5】無染色　400倍　　【写真6】S染色　400倍

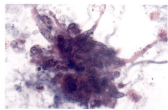

【写真7】S染色　400倍　　【写真8】S染色　400倍

写真5の大型・多核の大食細胞は，灰白色調を呈し，辺縁構造が不明瞭なことから，生細胞が考えられる．写真6の大型・多核の大食細胞は，染色性が良好であり，死細胞が考えられる．写真7の集塊をなす大食細胞は，線維状やヘビ状などの奇妙な形状を示している．扁平上皮癌細胞や尿細管上皮細胞などとは，表面構造や辺縁構造，細胞境界などから鑑別される．写真8の大食細胞は，核増大やN/C比大などを示している．一見，尿路上皮癌細胞に類似するが，表面構造や辺縁構造が異なる．

1 非上皮細胞類

2 大食細胞②

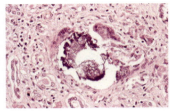

【写真1】HE染色　200倍

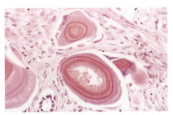

【写真2】HE染色　200倍

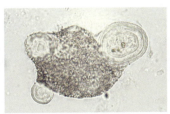

【写真3】無染色　400倍

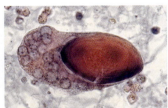

【写真4】S染色　400倍

写真1は，剖検腎組織像である．尿細管腔の辺縁には2個の大型多核の大食細胞や大食細胞集塊などが認められ，管腔内には塩類や大小の大食細胞が認められる．写真2は，前立腺組織像である．管腔内には類でんぷん小体が形成され，右側の類でんぷん小体には多核大食細胞の貪食像が観察される．写真3，4は，類でんぷん小体を貪食した大型多核の大食細胞である．写真3はさらに大量の脂肪顆粒を貪食し，写真4は15個以上の核を観察することができる．

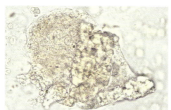

【写真5】無染色 400倍

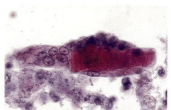

【写真6】S染色 400倍

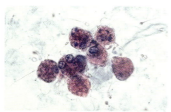

【写真7】S染色 400倍

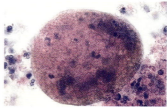

【写真8】S染色 400倍

写真5,6は,BJ蛋白円柱を貪食した大型多核の大食細胞である.写真5の大食細胞は透明感が強く7個以上の核を,写真6の大食細胞は8個以上の核を観察することができる.写真7は,精子を貪食した大食細胞である.大食細胞内の精子は頭部が青色調に染め出され,消化・崩壊が進んでいることが示唆される.写真8は,白血球(好中球)や脂肪顆粒を大量に貪食した大型多核の大食細胞である.5個以上の核を観察することができる.

2 上皮細胞類 ① 基本的上皮細胞類

(1) 尿細管上皮細胞（基本型）　①鋸歯型

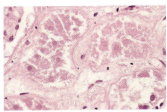

【写真1】HE染色　400倍

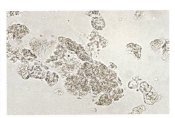

【写真2】無染色　400倍

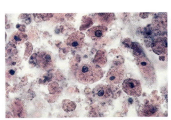

【写真3】S染色　400倍

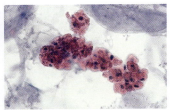

【写真4】S染色　400倍

写真1は，剖検腎組織像である．近位尿細管上皮細胞は，著しい壊死像を示している．写真2の円柱内および孤立散在性の細胞は，写真1と同様の壊死像を示す尿細管上皮細胞である．尿沈渣では鋸歯型に分類される．無染色では黄色調を呈し，辺縁構造は凸凹またはギザギザした鋸歯状を示す．写真3のように，鋸歯型の尿細管上皮細胞は染色性が良好である．一般的に孤立散在性にみられるが，まれに写真4のように，集塊をなして出現することがある．

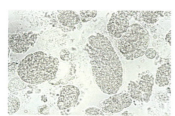

【写真 5】無染色　400 倍　　【写真 6】S 染色　400 倍

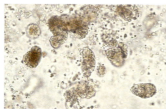

【写真 7】無染色　400 倍　　【写真 8】S 染色　400 倍

写真 5, 6 は，大型鋸歯型の尿細管上皮細胞である．アミノグリコシド系抗生剤による急性尿細管壊死例に出現したもので，破壊・膨化した近位尿細管上皮細胞由来が考えられる．無染色像では黄色調を呈し，S 染色像では良好に赤紫色調に染め出されている．写真 7, 8 は，ヘモジデリン顆粒を含有する鋸歯型の尿細管上皮細胞である．発作性夜間血色素尿症の患者尿から検出されたもので，背景にもヘモジデリン顆粒が認められる．ヘモジデリン顆粒は茶褐色調を呈している．

2 上皮細胞類　1 基本的上皮細胞類

(1) 尿細管上皮細胞（基本型）　②棘突起・アメーバ偽足型

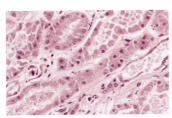

【写真1】HE染色　200倍

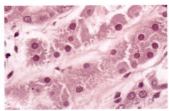

【写真2】HE染色　400倍

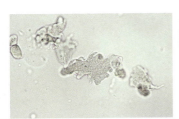

【写真3】無染色　400倍

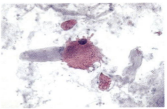

【写真4】S染色　400倍

写真1，2は剖検腎組織像で，写真2は写真1の強拡大である．近位尿細管組織の縦断面では，棘突起型やアメーバ偽足型の尿細管上皮細胞を観察することができる．写真3は8個の尿細管上皮細胞が観察され，中央の大型尿細管上皮細胞は棘突起状やアメーバ偽足状を示している．写真4には3個の尿細管上皮細胞が観察され，中央の大型尿細管上皮細胞は棘突起状を示している．染色性は良好で，赤血球大の偏在した核は青色調に染め出されている．

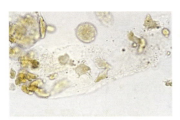

【写真5】無染色　400倍

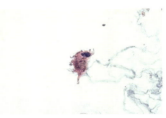

【写真6】S染色　400倍

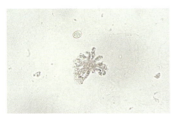

【写真7】無染色　400倍

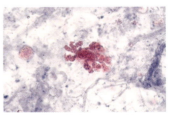

【写真8】S染色　400倍

写真5は10個以上の小型尿細管上皮細胞が観察され，中央やや左の尿細管上皮細胞は棘突起状を示している．ビリルビン色素で黄染され，多くは円柱内に封入されている．写真6は，棘突起型の尿細管上皮細胞である．染色性が良好で，赤血球大の核は青色調に染め出されている．細胞質には小さなリポフスチン顆粒が5個認められ，褐色調を呈している．写真7，8は，アメーバ偽足型の尿細管上皮細胞である．染色性は良好であるが，核が消失している．

2 上皮細胞類 ① 基本的上皮細胞類

（1）尿細管上皮細胞（基本型） ③角柱・角錐台型

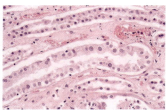

【写真1】HE染色　200倍

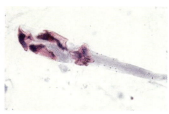

【写真2】S染色　400倍

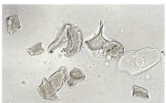

【写真3】無染色　400倍

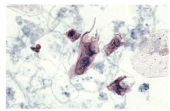

【写真4】S染色　400倍

写真1は，剖検腎組織像である．遠位・集合管系の尿細管上皮細胞は角柱・角錐台状を示す．写真2～4の大型角柱・角錐台型細胞は，遠位由来が考えられる．写真2の円柱内には，4個の角柱・角錐台型尿細管上皮細胞が封入されている．写真3には10個の尿細管上皮細胞が認められ，大部分が角柱・角錐台型である．黄色調で，表面構造は微細顆粒状を示している．写真4には大小4個の尿細管上皮細胞が認められ，4個とも角柱・角錐台型である．

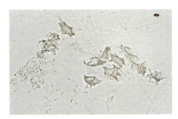

【写真5】無染色　400倍

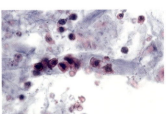

【写真6】S染色　400倍

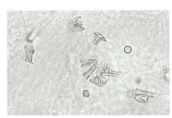

【写真7】無染色　400倍

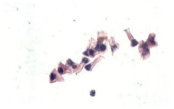

【写真8】S染色　400倍

写真5, 6の小型角柱・角錐台型細胞は，ヘンレの係蹄由来が考えられる．写真5には，10個の角柱・角錐台型細胞が認められる．黄色調で，表面構造は微細顆粒状を示している．写真6の円柱内には，8個の角柱・角錐台型尿細管上皮細胞が封入されている．脂肪顆粒が3個以上封入されており，脂肪円柱にも分類する．写真7, 8の高円柱状を示す角柱・角錐台型細胞は，集合管由来が考えられる．写真7, 8にみられる上皮細胞は，すべてが尿細管上皮細胞である．

2 上皮細胞類　1　基本的上皮細胞類

（2）尿細管上皮細胞（特殊型）　①円形・類円形型

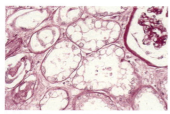
【写真1】PAS染色　200倍

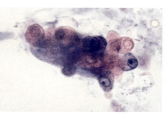
【写真2】S染色　400倍

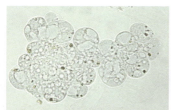
【写真3】無染色　400倍

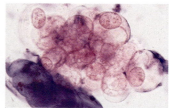
【写真4】S染色　400倍

写真1は，剖検腎組織像である．管腔内には，再生性を示唆する円形・類円形型の尿細管上皮細胞が認められ，空胞化が著しい．写真2の円形・類円形型尿細管上皮細胞集塊は，円柱内に封入され，一部がとび出ている．写真3，4は，写真1と同様に空胞化を伴う円形・類円形型尿細管上皮細胞集塊である．写真3の細胞には，特徴的な黄褐色調のリポフスチン顆粒が認められる．写真4のように，核増大を示して出現することも少なくなく，判定には注意する．

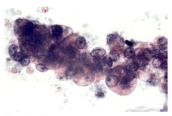

【写真5】S染色　400倍　　【写真6】S染色　200倍

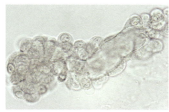

【写真7】無染色　400倍　　【写真8】S染色　400倍

写真5の円形・類円形型尿細管上皮細胞集塊は，円柱状を呈している．尿細管上皮細胞集塊は，管腔に沿った円柱状を呈して出現することが多く，特徴の一つである．なかには，写真6のように細長い大きな集塊を形成して出現することがある．写真7，8は，管腔を形成して出現した円形・類円形型尿細管上皮細胞集塊である．この管腔形成も特徴の一つで，多くは内腔が抜けてみえる．また写真8のように，S染色では一部が硝子円柱と同様の青色調に染め出されることがある．

2 上皮細胞類　1 基本的上皮細胞類

（2）尿細管上皮細胞（特殊型）　②オタマジャクシ・ヘビ型

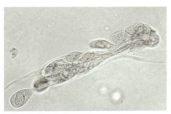

【写真1】無染色　400倍

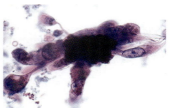

【写真2】S染色　400倍

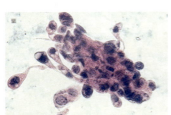

【写真3】S染色　400倍

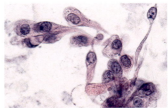

【写真4】S染色　400倍

> 写真1，2の円柱には，オタマジャクシ・ヘビ型を示す尿細管上皮細胞が付着・封入されている．無染色ではやや黄色調で，表面構造は均質～微細顆粒状を示している．S染色では染色性が良好で，赤紫色調に染め出されている．写真3，4は，オタマジャクシ・ヘビ型と円形・類円形型とが混在した尿細管上皮細胞集塊である．オタマジャクシ・ヘビ型は，円形・類円形型と同時に認められることが多く，円形・類円形型が引き伸ばされたような変化像であることが示唆される．

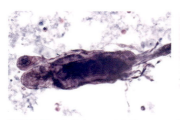
【写真5】S染色　200倍

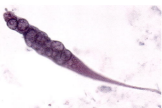
【写真6】S染色　400倍

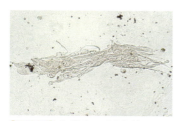
【写真7】無染色　200倍

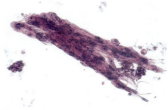
【写真8】S染色　200倍

写真5の巨大な幅広円柱の左側上部には，多核を示すオタマジャクシ・ヘビ型尿細管上皮細胞が付着している．オタマジャクシ・ヘビ型もときに多核を示して出現する．なかには，写真6のように細長く引き伸ばされたような多核細胞も出現する．写真7，8は，大型円柱状のオタマジャクシ・ヘビ型尿細管上皮細胞集塊である．これらは核の大小不同や核小体肥大を示し，扁平上皮癌細胞と鑑別が必要となるが，表面構造が微細顆粒状でリポフスチン顆粒を有しており，扁平上皮癌細胞と区別される．

2 上皮細胞類　1 基本的上皮細胞類

（2）尿細管上皮細胞（特殊型）　③線維型

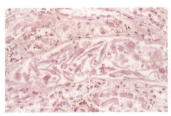
【写真1】HE染色　200倍

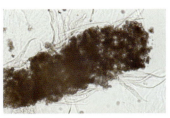
【写真2】無染色　400倍

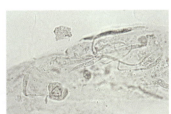
【写真3】無染色　400倍

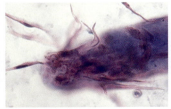
【写真4】S染色　400倍

> **写真1**は，剖検腎組織像である．拡張した尿細管腔内には，線維型の尿細管上皮細胞が認められる．**写真2**の線維型尿細管上皮細胞は，尿酸塩が詰まった幅広円柱に付着して認められる．尿酸塩によって尿細管腔が閉塞・拡張し，その後の移動などによって尿細管上皮細胞が引き伸ばされ，線維型を示したと考えられる．**写真3，4**の幅広円柱には，線維型の尿細管上皮細胞が付着・封入されている．表面構造は微細顆粒状で黄色調を呈し，染色性は良好である．

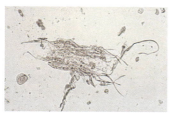
【写真5】無染色　200倍

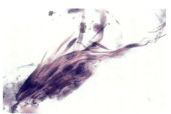
【写真6】S染色　400倍

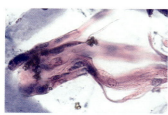
【写真7】S染色　400倍

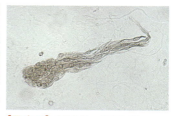
【写真8】無染色　200倍

写真5の幅広円柱には，線維型尿細管上皮細胞が付着・封入され，両辺縁部には束ねたような集塊を形成している．写真6は，写真5の束ねたような集塊のS染色像である．集塊を構成する細胞は，薄く引き伸ばされたような線維状を示している．写真7は，ロート状の集塊を形成している．細胞の詰まった部分が閉塞部で，広がった部分が拡張部と考えられる．写真8は，写真7のような細胞集塊が，それより狭い尿細管腔を通過する際に形成されたと考えられる．

2 上皮細胞類 ❶ 基本的上皮細胞類

（2）尿細管上皮細胞（特殊型） ④洋梨・紡錘型

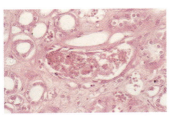

【写真1】HE 染色　200 倍

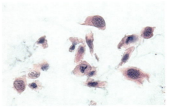

【写真2】S 染色　400 倍

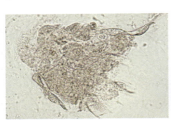

【写真3】無染色　400 倍

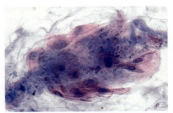

【写真4】S 染色　400 倍

写真1は，剖検腎組織像である．尿細管腔内には上皮円柱が形成され，辺縁の尿細管上皮細胞は円柱に圧排されたように洋梨・紡錘型を示している．写真2は，洋梨・紡錘型尿細管上皮細胞である．尿路上皮の深層型細胞に類似するが，表面構造は微細顆粒状で，辺縁構造は薄く不明瞭である．写真3，4の洋梨・紡錘型尿細管上皮細胞は，円柱に付着・封入されている．細胞質は薄く，しわ状やひだ状を呈し，辺縁構造は不明瞭で，表面構造は微細顆粒状である．

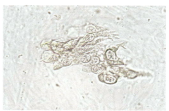
【写真5】無染色　400倍

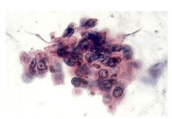
【写真6】S染色　400倍

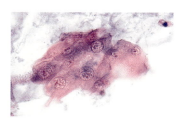
【写真7】S染色　400倍

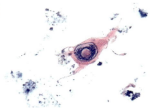
【写真8】S染色　400倍

写真5, 6は, 洋梨・紡錘型尿細管上皮細胞集塊である. 尿路上皮の深層型細胞に類似するが, 表面構造が微細顆粒状で, S染色像では細胞質に大きなリポフスチン顆粒を有している. 写真7は, 洋梨・紡錘型尿細管上皮細胞集塊である. 尿路上皮の表層型細胞に類似するが, 表面構造は微細顆粒状で, 辺縁構造は薄く折れ曲がっているところが認められる. 写真8は, 核内空胞を有する洋梨・紡錘型尿細管上皮細胞である. まれに抗癌剤治療中の患者尿から検出される.

2 上皮細胞類　1 基本的上皮細胞類

(2) 尿細管上皮細胞（特殊型）　⑤空胞変性円柱型，顆粒円柱型

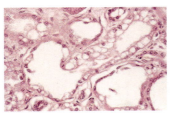

【写真1】HE染色　200倍

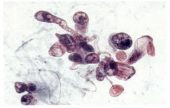

【写真2】S染色　400倍

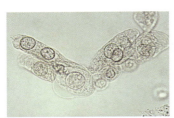

【写真3】無染色　400倍

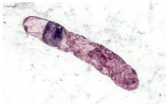

【写真4】S染色　400倍

写真1は，剖検腎組織像である．拡張・蛇行した管腔内には，空胞変性円柱型の尿細管上皮細胞が認められる．写真2，3は，空胞化を示す尿細管上皮細胞集塊である．空胞変性円柱型は，空胞化した円形・類円形型と同時に認められることが多く，空胞化した円形・類円形型の変化像であることが示唆される．また，写真3の無染色像のように，2核を示すものも認められる．なかには，写真4のような大型で核増大を示す空胞変性円柱型尿細管上皮細胞が観察される．

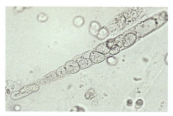

【写真5】無染色　400倍　　【写真6】S染色　400倍

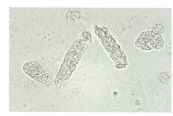

【写真7】無染色　400倍　　【写真8】S染色　400倍

写真5,6は,多核を示す空胞変性円柱型尿細管上皮細胞である. 写真5は10個の核を, 写真6の円柱内の細胞は14個の核をそれぞれ有している. 細胞質は,透明感が強く淡くみえ,微細顆粒がまばらに分布している. 双方とも細長く,狭い尿細管腔を通過する際に形成されたと考えられる. 写真7,8は,顆粒円柱型尿細管上皮細胞である. 大型鋸歯型の尿細管上皮細胞が狭い尿細管腔を通過する際に形成されたと考えられる. 鋸歯型の尿細管上皮細胞と同様に核が小さい.

2 上皮細胞類　1　基本的上皮細胞類

(2) 尿細管上皮細胞（特殊型）　⑥脂肪顆粒型

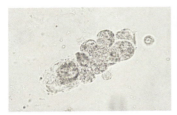

【写真1】無染色　400倍

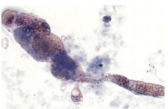

【写真2】S染色　400倍

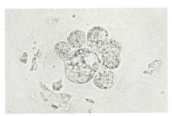

【写真3】無染色　400倍

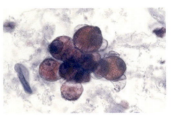

【写真4】S染色　400倍

写真1，2の脂肪顆粒型尿細管上皮細胞（卵円形脂肪体）は，円柱内に封入されている．写真1の無染色像では，上皮性の結合がみられ，一部がはみ出している．写真2のS染色像では，オタマジャクシ・ヘビ状を示すものが認められ，写真1と同様に一部がはみ出している．写真3，4は，花冠状配列を示す脂肪顆粒型尿細管上皮細胞集塊である．本来尿細管上皮細胞は，腺系の細胞である．とくに円形・類円形からなる細胞集塊では，しばしば花冠状配列を示すことが多く，特徴の一つである．

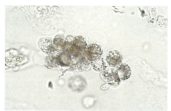

【写真5】無染色 400倍

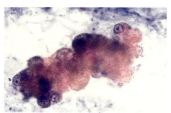

【写真6】S染色 400倍

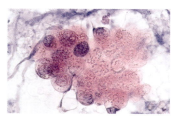

【写真7】S染色 400倍

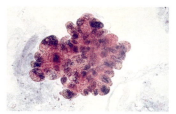

【写真8】S染色 400倍

写真5，6の脂肪顆粒型尿細管上皮細胞集塊は，円柱状を示している．脂肪顆粒型を含め尿細管上皮細胞集塊は，尿細管腔に沿ったような円柱状を示すことが多く，これも特徴の一つである．写真7の脂肪顆粒型尿細管上皮細胞集塊は，染色性が不良であり，新鮮な細胞と考えられる．写真8の脂肪顆粒型尿細管上皮細胞集塊は，染色性が良好で大部分の核が青色調に染め出され，濃縮状や萎縮状を示していることから，変性・崩壊が進んでいると考えられる．

2 上皮細胞類 **1** 基本的上皮細胞類

（3）尿路上皮細胞　①基本型

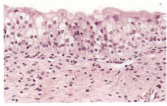

【写真1】HE 染色　200 倍

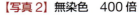

【写真2】無染色　400 倍

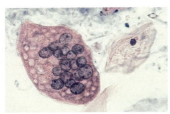

【写真3】S 染色　400 倍

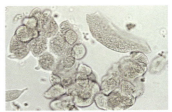

【写真4】無染色　400 倍

写真1 は，膀胱粘膜組織像である．正常は，5〜6層の尿路上皮細胞で構成された多列上皮である．写真2，3 では，表層型の尿路上皮細胞と表層型の扁平上皮細胞が同時に観察される．表層型の尿路上皮細胞は，表層型の扁平上皮細胞と比べて細胞・核ともに大きく，多核を示すことが一般的である．写真4 は，各層の尿路上皮細胞が認められる．扁平上皮細胞と異なり，各層の細胞は色調が黄色調，表面構造が漆喰状と同一であり，厚さの変化もみられない．

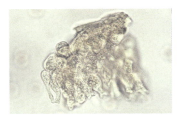

【写真5】無染色　400倍　　【写真6】S染色　400倍

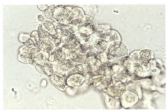

【写真7】無染色　400倍　　【写真8】S染色　400倍

写真5，6は，尿路上皮細胞集塊の側面像である．側面像では，多列上皮配列を示す各層の尿路上皮細胞を観察することができる．各層の尿路上皮細胞は，組織内では基底膜面につながっていたかのように足状突起を伸ばしている．写真7，8は，基底膜面側からみた尿路上皮細胞集塊である．基底膜面側では，写真5，6のような足状突起の観察は一般的に困難である．深層型の尿路上皮細胞は，無染色像では濃い黄色調を呈し，S染色像では核が鮮明に青色調に染め出されている．

2 上皮細胞類　1　基本的上皮細胞類

（3）尿路上皮細胞　②大型・多核化，奇妙な形状，

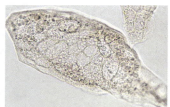

【写真1】無染色　400倍

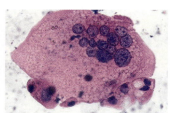

【写真2】S染色　400倍

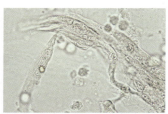

【写真3】無染色　400倍

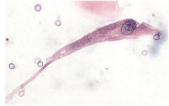

【写真4】S染色　400倍

写真1，2は，大型・多核を示す尿路上皮細胞である．これらは核が大きく大小不同を示し，写真2ではさらに核濃染を示している．しかし，細胞質が正常に分化していること，核1個に対するN/C比が低いことなどから，悪性細胞とは区別される．このような細胞は，放射線照射や結石などの患者尿から出現することがある．写真3，4は，大型・奇妙な形状を示す尿路上皮細胞である．このような細胞は，放射線照射やカテーテルによる機械的刺激などで出現することがある．

核異常，巨大集塊

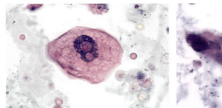

【写真5】S染色　400倍

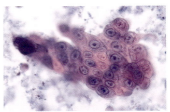

【写真6】S染色　400倍

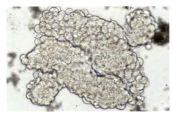

【写真7】無染色　200倍

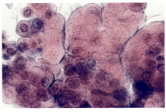

【写真8】S染色　400倍

写真5は，核内空胞を示す尿路上皮細胞である．このような細胞は，放射線照射による膀胱炎などで認められることがある．写真6は，核小体肥大を示す尿路上皮細胞集塊である．尿路上皮細胞は，結石やカテーテルなどの機械的刺激に反応して核小体肥大を示すことがある．写真7，8は，カテーテル挿入後の患者尿から検出された巨大な尿路上皮細胞集塊である．このような細胞集塊が検出された場合は，患者情報を入手し，採尿法などを確認することが大切である．

2 上皮細胞類　1 基本的上皮細胞類

（4）円柱上皮細胞　①前立腺由来

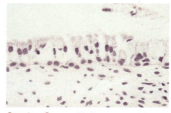

【写真1】HE染色　400倍　　【写真2】無染色　400倍

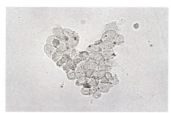

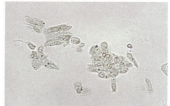

【写真3】無染色　400倍　　【写真4】無染色　400倍

写真1は，前立腺組織像である．単層の円柱上皮細胞で構成され，前立腺腺房の内腔を覆っている．写真2〜8の上皮細胞は，すべてが前立腺由来の円柱上皮細胞で，前立腺マッサージ後や前立腺炎などで出現する．写真2は，細胞集塊の側面像で，柵状配列を示している．写真3は，細胞集塊の正面像で，蜂巣状配列を示している．多くの細胞は膨化状で淡くみえる．写真4，5には，側面像と正面像の細胞および集塊が観察される．細胞質にはともに黄褐色調のリポフスチン顆粒が認められる．

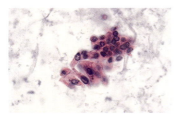

【写真5】S染色　400倍　　【写真6】S染色　400倍

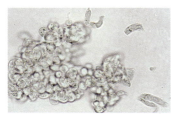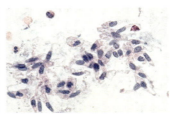

【写真7】無染色　400倍　　【写真8】S染色　400倍

写真6は，細胞集塊の正面像で，蜂巣状配列を示している．細胞質には，黄褐色調のリポフスチン顆粒と濃青色調の分泌物様顆粒が認められる．写真7は，重層構造様に出現した前立腺由来の円柱上皮細胞集塊である．細胞集塊の向きや剥離状態などで重層構造様にみえることがあり，尿路上皮細胞集塊などと誤判定しないように注意する．前立腺由来の円柱上皮細胞は，一般的に小型で灰白色調を呈している．写真8の円柱上皮細胞は，高円柱状に伸展し，核・細胞質ともに薄く淡くみえる．

2 上皮細胞類　1 基本的上皮細胞類

(4) 円柱上皮細胞　②子宮由来

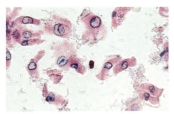

【写真1】S染色　400倍

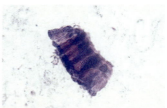

【写真2】S染色　400倍

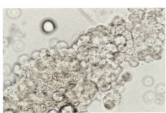

【写真3】無染色　400倍

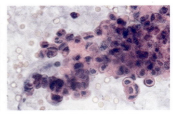

【写真4】S染色　400倍

> 写真1は，線毛を有する子宮頸部由来の円柱上皮細胞である．線毛の生え際である終末板は平坦で，濃い赤紫色調に染め出されている．写真2は，子宮頸部由来の円柱上皮細胞集塊の側面像で，柵状配列を示している．細胞質は青色調に染め出され，粘液産生性が示唆される．写真3，4は，子宮体部由来の円柱上皮細胞集塊で，一部の細胞に線毛が認められる．線毛の有無は，円柱上皮細胞集塊と他の組織型細胞集塊とを鑑別するうえで重要な所見である．

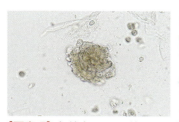
【写真5】無染色　400倍

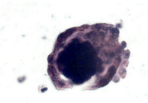
【写真6】S染色　400倍

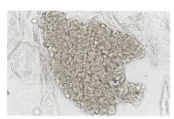
【写真7】無染色　400倍

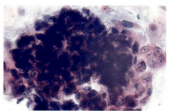
【写真8】S染色　400倍

写真5〜8は，子宮体部の円柱上皮細胞と間質細胞とが混在した子宮内膜細胞集塊である．月経時には，子宮内膜細胞集塊が剥離し，尿中に混入して観察されることがある．子宮内膜細胞集塊は，子宮体部の円柱上皮細胞が間質細胞を包み込むように出現することが多く，他の組織型細胞集塊との鑑別は比較的容易である．尿中では変性・崩壊が進み，無染色像では黄色調を呈し，S染色像では染色性が良好で，間質細胞の核・細胞質はともに青色調に染め出されている．

2 上皮細胞類　1 基本的上皮細胞類

（4）円柱上皮細胞　③尿道由来

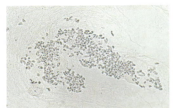

【写真1】無染色　100倍

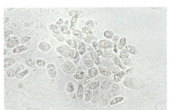

【写真2】無染色　400倍

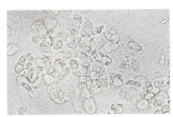

【写真3】無染色　400倍

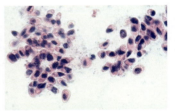

【写真4】S染色　400倍

写真1～4は，カテーテル挿入による尿道の機械的損傷が考えられた症例の尿沈渣像である．写真2，3は，写真1の強拡大である．粘液にからまって，多数の尿道由来の円柱上皮細胞が認められる．色調は灰白～灰色調で，大小不同がみられ，形状は短円柱状や類円形などを示している．写真3には，空胞化を伴うものも認められる．S染色では一般的に染色性が不良であるが，時間をおくと写真4のように染め出される．核は濃縮状や融解状を呈することが多い．

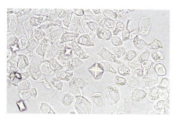
【写真5】無染色　400倍

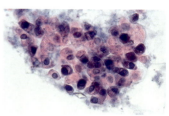
【写真6】S染色　400倍

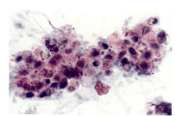
【写真7】S染色　400倍

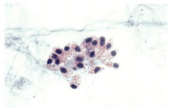
【写真8】S染色　400倍

写真5〜7は，結石の排出による尿道の刺激・損傷が考えられた症例の尿沈渣像である．粘液にからまって多数の尿道由来の円柱上皮細胞とシュウ酸カルシウム結晶が認められる．これらの円柱上皮細胞は，結合性がなく，孤立散在性に出現している．写真7では，細胞質に分泌物様顆粒を有し，濃赤紫色調に染め出されている．写真8では，一部に緩い上皮性結合が認められる．細胞質には，光沢のある黄褐色調の脂肪顆粒を有し，S染色性が不良である．

2 上皮細胞類 ① 基本的上皮細胞類

(4) 円柱上皮細胞　④腸上皮由来

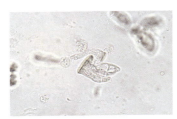

【写真1】無染色　400倍

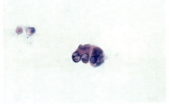

【写真2】S染色　400倍

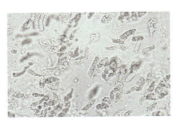

【写真3】無染色　400倍

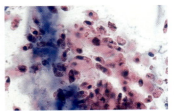

【写真4】S染色　400倍

写真1〜4は，回腸導管術後尿に認められた腸上皮由来の円柱上皮細胞である．写真1，2は同一症例で，ともに線毛を観察することができる．無染色像では，線毛の生え際である終末板が平坦で，黒色調を呈している．S染色像では，終末板の一部が青色調に染め出されている．写真3，4は同一症例で，多数の円柱上皮細胞が認められる．これらの細胞は，変性・崩壊が強く，線毛が消失している．背景には大量の粘液成分が認められ，S染色像では青色調に染め出されている．

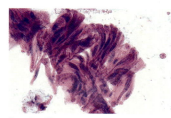
【写真5】S染色　400倍

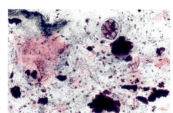
【写真6】S染色　100倍

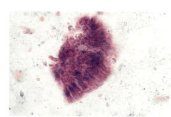
【写真7】S染色　400倍

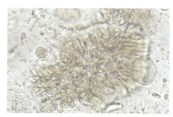
【写真8】無染色　400倍

写真5は，回腸・結腸利用新膀胱造設術後尿に認められた腸上皮由来の円柱上皮細胞集塊である．高円柱状で，線毛を観察することができる．写真6〜8は，糞便混入例から検出された腸上皮由来の円柱上皮細胞である．写真6には，糞便由来の食物残渣とともに，円柱上皮細胞が孤立散在性または集塊を形成して認められる．写真7は，細胞集塊の側面像で柵状配列を示し，線毛を観察することができる．写真8は，細胞集塊の正面像で，中央部が蜂巣状配列を示している．

2 上皮細胞類　1 基本的上皮細胞類

(5) 扁平上皮細胞　①基本型，萎縮像，錯角化

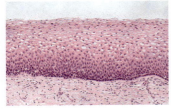

【写真1】HE 染色　100 倍

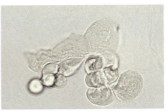

【写真2】無染色　400 倍

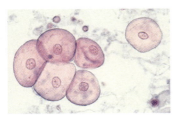

【写真3】S 染色　400 倍

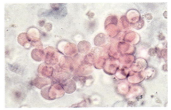

【写真4】S 染色　400 倍

写真1は，腟粘膜の組織像である．正常は，数十層の扁平上皮細胞で構成された重層上皮である．写真2には，各層の扁平上皮細胞が認められる．尿路上皮細胞と異なり，色調は灰白～灰色調で，表面構造は均質状を示し，深層に向かうにしたがい細胞は厚く球状を示すようになる．写真3は中層型，写真4は深層型の扁平上皮細胞である．中～深層型の扁平上皮細胞は，S染色性が不良で，核は青色調に染まらず，細胞質は淡桃色に染まる程度である．

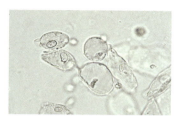
【写真5】無染色 400倍

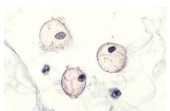
【写真6】S染色 400倍

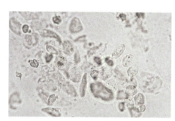
【写真7】無染色 400倍

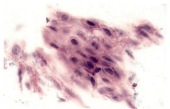
【写真8】S染色 400倍

写真5, 6は，萎縮像を示す中～深層型の扁平上皮細胞である．このような細胞は，エストロゲン分泌が乏しい閉経後期などに認められ，細胞はきわめて薄くみえる．S染色性は良好で，核は青色調に染め出されている．写真7, 8は，錯角化を示す扁平上皮細胞である．扁平上皮層において，表層部で角化している小型細胞を錯角化細胞といい，乾癬やHPV感染などで検出率が高い．細胞質の性状は，表層型の扁平上皮細胞に類似し，細胞質は薄く，S染色性が良好である．

2 上皮細胞類　1 基本的上皮細胞類

(5) 扁平上皮細胞　②大型・多核化, 奇妙な形状, 核異常

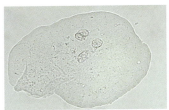

【写真1】無染色　400倍

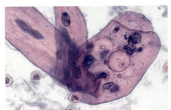

【写真2】S染色　400倍

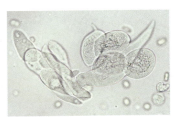

【写真3】無染色　400倍

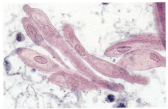

【写真4】S染色　400倍

写真1, 2は, 大型・多核を示す扁平上皮細胞である. S染色像では染色性が良好で, 細胞質には空胞を有し白血球が浸潤してみられる. このような細胞像は, 子宮頸癌の放射線照射後の尿中などに出現する. 写真3, 4は, 大型・奇妙な形状を示す扁平上皮細胞である. 無染色像では厚く灰色調を呈し, S染色像では染色性が不良で, 核・細胞質ともに淡桃色調に染め出されている. このような細胞像は, 前立腺癌に対するエストロゲン投与後の尿中などに出現する.

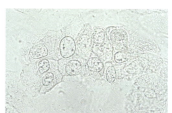

【写真5】無染色　400倍

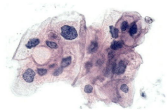

【写真6】S染色　400倍

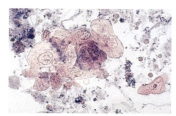

【写真7】S染色　200倍

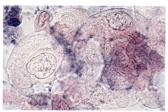

【写真8】S染色　400倍

写真5, 6は, 軽度異形成を示す扁平上皮細胞である. 核の大小不同性や核濃染を認めるが, その程度は軽度であり, 細胞質は薄く表層型の扁平上皮細胞に類似する. 写真8は写真7の強拡大である. 核増大や核の大小不同性を示しているが, N/C比は高くない. また, S染色性が不良で, 角化傾向がみられないことから, 悪性の可能性は低いと考えられる. このような細胞像も, 子宮頸癌の放射線照射後の患者尿などから検出されることがある.

2 上皮細胞類 ❷ 変性細胞類

(1) 卵円形脂肪体（大食細胞由来）

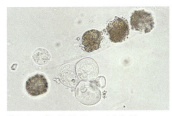

【写真1】 無染色 400倍

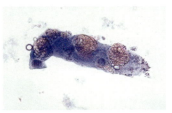

【写真2】 S染色 400倍

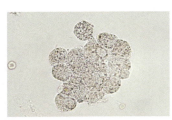

【写真3】 無染色 400倍

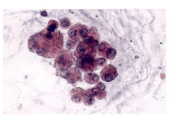

【写真4】 S染色 400倍

写真1～4の脂肪顆粒含有細胞は，ネフローゼ症候群の患者尿から検出された大食細胞由来の卵円形脂肪体である．写真1, 2の円柱内外には，脂肪顆粒が充満した卵円形脂肪体が認められる．これらは辺縁構造の一部が薄く不明瞭で，無染色像では灰白色調を呈し，S染色像では淡桃色調に染め出されており，大食細胞由来と判定される．写真3, 4は，集塊を形成して出現した卵円形脂肪体である．これらは細胞境界が不明瞭で，上皮性結合がみられないことなどから大食細胞由来と判定される．

(尿細管上皮由来)

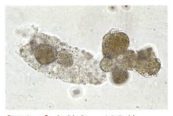

【写真 5】無染色　400 倍

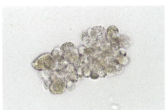

【写真 6】無染色　400 倍

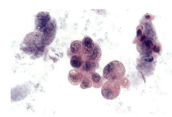

【写真 7】S 染色　400 倍

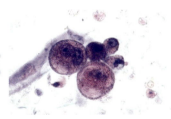

【写真 8】S 染色　400 倍

写真 5〜8 の脂肪顆粒含有細胞は，ネフローゼ症候群の患者尿から検出された尿細管上皮由来の卵円形脂肪体である．写真 5 の円柱内外には，脂肪顆粒が充満した卵円形脂肪体が認められる．これらは辺縁構造が明瞭で，集塊を形成する細胞は上皮性結合がみられ，尿細管上皮由来と判定される．写真 6, 7 は，集塊を形成して出現した卵円形脂肪体である．上皮性結合を示し，一部に花冠状配列がみられる．写真 8 のように，なかには核増大や核小体肥大を示すものも認められる．

2 上皮細胞類　2 変性細胞類

（2）細胞質内封入体細胞　①尿路上皮由来

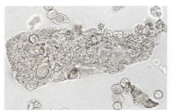

【写真1】無染色　400倍

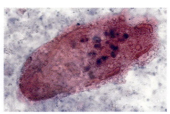

【写真2】S染色　400倍

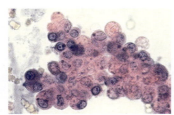

【写真3】S染色　400倍

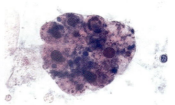

【写真4】S染色　400倍

> 写真1〜8は，すべてが尿路上皮由来の細胞質内封入体細胞である．尿中から検出される細胞質内封入体細胞の大部分は，尿路上皮由来である．尿路上皮由来の細胞質内封入体細胞は，種々の尿路疾患に伴って出現し，出現パターンも様々である．
> 写真1，2は表層型細胞の細胞質内に，写真3，4は集塊を構成する中〜深層型細胞の細胞質内に，大きさや形状，染色性などが異なる封入体を有している．封入体は，無染色では無構造で光沢を有し，S染色では細胞質と同系色で濃く染め出される．

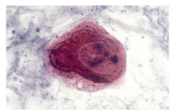

【写真5】S染色　400倍

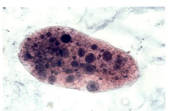

【写真6】S染色　400倍

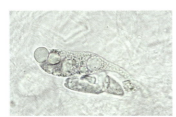

【写真7】無染色　400倍

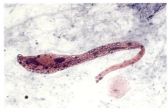

【写真8】S染色　200倍

写真5の封入体は，大型で奇妙な形状を示している．核の崩壊が強く，核縁も不明瞭である．封入体のなかには，写真6のように細胞質と異なった染色態度を示すものがある．写真7，8は，奇妙な形状を示す尿路上皮由来の細胞質内封入体細胞である．写真7は，封入体の占める割合が高く，一部がはみ出しているようにみえる．封入体は無構造で光沢を有し，細胞質と比べて厚くみえ，黄色調を呈している．写真8は，右下の表層型扁平上皮細胞と比べてみても，かなり大型であることが分かる．

2 上皮細胞類 2 変性細胞類

(2) 細胞質内封入体細胞　②各種細胞由来

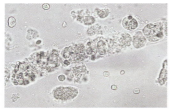
【写真1】無染色　400倍

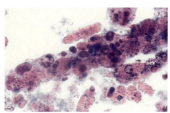
【写真2】S染色　400倍

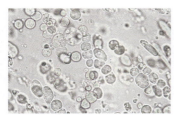
【写真3】無染色　400倍

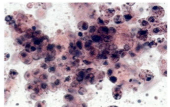
【写真4】S染色　400倍

写真1, 2は, 尿細管上皮由来の細胞質内封入体細胞である. 抗癌剤や抗生剤による尿細管障害などで出現する. 円柱の内外に認められ, S染色像では封入体は細胞質と同系色の濃赤紫色調に染め出されている. 写真3, 4は, 膀胱上皮由来の細胞質内封入体細胞である. 膀胱癌根治のため, 膀胱全摘後の回腸導管術後の患者尿から検出されたものである. 本来の円柱上皮細胞と異なり, 線毛がなく円形・類円形を示し, 細胞質内には濃赤紫色調に染め出された封入体が認められる.

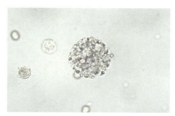
【写真5】無染色 400倍

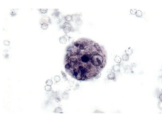
【写真6】S染色 400倍

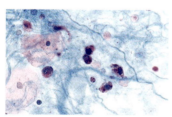
【写真7】S染色 400倍

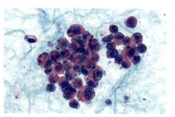
【写真8】S染色 400倍

写真5, 6は, 大食細胞由来の細胞質内封入体細胞である. 膀胱炎などの炎症に伴って観察される. 無染色像では細胞質内に大小の円形・類円形を示す封入体が多数認められ, S染色像では細胞質と同系色の濃青色調に染め出されている. 写真7, 8は, 尿路上皮癌由来の細胞質内封入体細胞である. 尿路上皮癌細胞は, しばしば細胞質内に封入体を有して出現する. とくに, 写真7のように小型の場合は見落とされる危険性が高く, 十分な認識をもっての鏡検が望まれる.

2 上皮細胞類 3 ウイルス感染細胞類

(1) HSV（単純ヘルペスウイルス）感染細胞

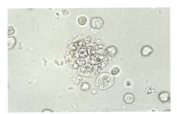

【写真 1】無染色　400 倍

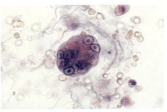

【写真 2】S 染色　400 倍

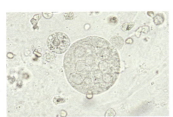

【写真 3】無染色　400 倍

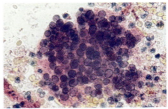

【写真 4】S 染色　400 倍

写真 1〜8 は，核内に明瞭な封入体を形成する HSV 感染を疑う細胞である．写真 1〜6 は，尿路上皮由来が考えられた症例である．写真 1, 2 の核内には，明瞭な封入体が形成されている．封入体の周囲は明るく抜けて明庭化し，クロマチンは核縁に凝集している．写真 3, 4 の核内には，核全体を満たすように封入体が形成され，スリガラス状を呈している．核内封入体は，まず写真 3, 4 のように核全体を満たすように形成され，それが濃縮されて写真 1, 2 のようになると考えられる．

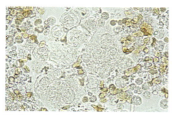

【写真5】無染色　400倍　　【写真6】S染色　400倍

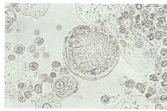

【写真7】無染色　400倍　　【写真8】S染色　400倍

写真5,6は，集塊を構成する変性・崩壊の著しい細胞に，核内封入体が形成されている．多くの細胞は多核化し，封入体は濃縮状やスリガラス状などを呈している．写真7,8は，扁平上皮由来が考えられた症例である．細胞質には，扁平上皮細胞に特徴的な輪状構造が認められる．尿中のHSV感染を疑う細胞は，尿路上皮由来と扁平上皮由来の2種類が出現する．組織型は，細胞質の性状や細胞集塊の配列などから推定可能である．

2 上皮細胞類 3 ウイルス感染細胞類

(2) CMV（サイトメガロウイルス）感染細胞，他

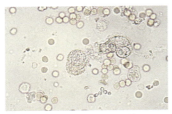
【写真1】無染色　400倍

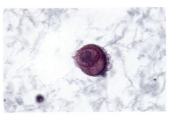
【写真2】S染色　400倍

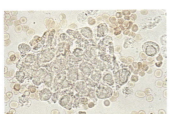
【写真3】無染色　400倍

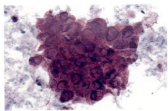
【写真4】S染色　400倍

> 写真1〜4は，核内に明瞭な封入体を形成するCMV感染を疑う細胞である．これらは臨床的に腎感染が考えられた症例で，尿細管上皮由来が示唆される．写真1，2の単核または2核の核内には，明瞭な類円形または不規則な形状を示す封入体が形成されている．写真3，4は，集塊を構成して出現している．小型細胞がシート状配列を示し，尿路上皮細胞集塊とは区別される．核内には，類円形を示す封入体も認められるが，多くは核全体を満たすように封入体が形成されている．

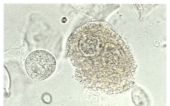

【写真5】無染色　400倍

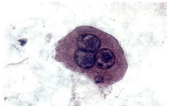

【写真6】S染色　400倍

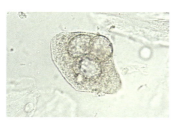

【写真7】無染色　400倍

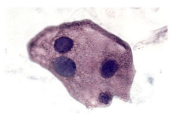

【写真8】S染色　400倍

写真5〜8は，尿路上皮由来が考えられた核内封入体細胞である．CMV感染を疑う所見もなく，臨床的関連性は不明である．写真5，6の核内には，不規則な粗大な顆粒が集まったような封入体が形成されている．封入体の周囲は明るく抜けて明庭化し，クロマチンは核縁に凝集している．写真7，8の核内には，核全体を満たすように封入体が形成され，スリガラス状を呈している．無染色像ではクロマチンの核縁凝集像を観察できるが，S染色像では観察が困難である．

2 上皮細胞類 3 ウイルス感染細胞類

(3) HPoV（ヒトポリオーマウイルス）感染細胞

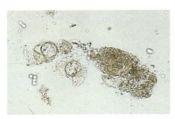

【写真1】無染色　400倍

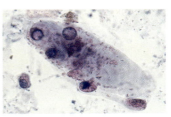

【写真2】S染色　400倍

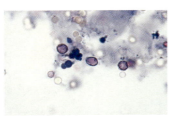

【写真3】S染色　400倍

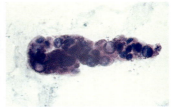

【写真4】S染色　400倍

> 写真1〜8は，HPoV感染を疑う細胞である．これらの細胞は，円柱内に封入されて同時に観察されることが多く，尿細管上皮由来と考えることができる．写真1，2の円柱内外には，HPoV感染を疑う細胞が観察される．これらはN/C比が高く，膨化状で円形・類円形を示し，核内は無構造である．写真3，4の円柱内外には，HPoV感染を疑う白血球大の細胞が観察される．このような小型細胞は，しばしば小児の患者尿から検出される．

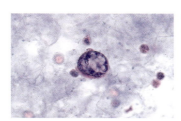

【写真5】S染色 400倍

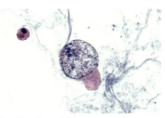

【写真6】S染色 400倍

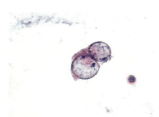

【写真7】S染色 400倍

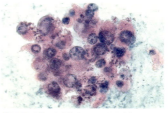

【写真8】S染色 400倍

写真5,6には,HPoV感染を疑う大型細胞が観察される.HPoV感染を疑う細胞のなかには,写真5のようにクロマチンの不規則な核縁凝集像や,写真6のように大小の凝集像を示すものが認められ,悪性細胞との鑑別が必要となる.しかし,核は膨化状で丸く,クロマチン増量もみられない.なかには,写真7のように2核を示すものも認められる.写真8は,集塊を構成して出現したHPoV感染を疑う細胞である.まれに,HPoV感染を疑う細胞は集塊を構成して出現することがある.

2 上皮細胞類 3 ウイルス感染細胞類

(4) HPV（ヒトパピローマウイルス）感染細胞

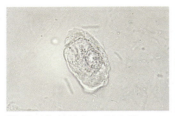

【写真1】無染色　400倍

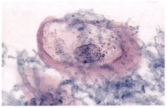

【写真2】S染色　400倍

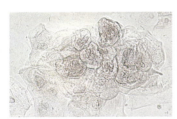

【写真3】無染色　200倍

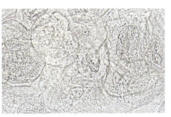

【写真4】無染色　400倍

写真1〜8には，HPV感染を疑うコイロサイトが認められる．写真1，2は，表層型扁平上皮細胞の核の周囲が広く抜けて空洞化を示すコイロサイトであり，HPV感染においてもっとも特徴的な所見である．コイロサイトは，扁平上皮細胞の表〜中層型にみられる．写真4は写真3の強拡大である．表層型扁平上皮細胞が集塊を形成して出現し，多くの細胞がコイロサイトを示している．これらは，著明な核増大や核の大小不同を示し，異型性が強い．

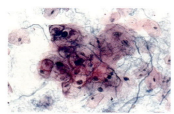
【写真5】S染色　200倍

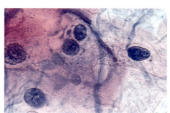
【写真6】S染色　400倍

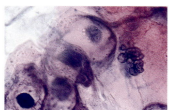
【写真7】S染色　400倍

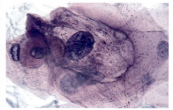
【写真8】S染色　400倍

写真6は写真5の強拡大である．コイロサイトを示す細胞は，表層型扁平上皮細胞と同様にS染色性が良好である．S染色像では，空洞化した核の周囲は染まらず，抜けてみえる．核は一般的に単核であるが，写真6のように2核を示すものも認められる．また，写真7のように背景の細胞が大型化し，多核を示すものも認められる．写真8は，著明な核増大・クロマチン増量を示すコイロサイトである．扁平上皮癌細胞と異なり，正常の表層型と同様に細胞質が分化している．

3 悪性細胞類　1 上皮性悪性細胞類

(1) 尿路上皮癌細胞①

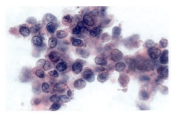

【写真1】S染色　400倍

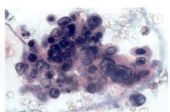

【写真2】S染色　400倍

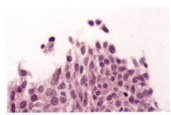

【写真3】HE染色　400倍

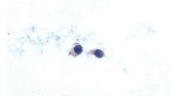

【写真4】S染色　400倍

写真1，2は，高異型度症例より検出された尿路上皮癌細胞である．核の異型性が強く，容易に悪性細胞と判定される．しかし，高異型度症例群であっても，腫瘍を構成する癌細胞が元々小型であったり，変性・萎縮を起こして小型化することもある．また，癌細胞の出現数が多いとは限らず，見落とされる危険性が高くなる．写真3は膀胱の尿路上皮癌G2の組織像で，写真4はその尿沈渣像である．組織を構成する癌細胞は小型であるが，クロマチン増量が著明である．尿沈渣像では，2個の小型

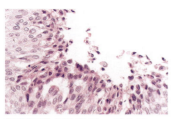
【写真5】HE染色　400倍

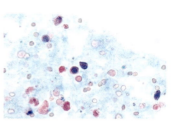
【写真6】S染色　400倍

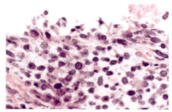
【写真7】HE染色　400倍

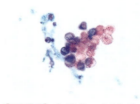
【写真8】S染色　400倍

細胞は核縁明瞭で核濃染を示しており，悪性細胞と判定可能である．また，細胞質は脆弱化し，薄く均質状を呈している．**写真5**は腎盂の尿路上皮癌G2の組織像で，**写真6**はその尿沈渣像である．組織辺縁部の癌細胞は，変性・萎縮が強く，小型化が著しい．尿沈渣像では，核縁明瞭で核濃染を示しており，悪性細胞と判定可能である．**写真7**は膀胱の尿路上皮癌G3の組織像で，**写真8**はその尿沈渣像である．尿路上皮系細胞の小型化は，尿路上皮癌を疑う重要な所見である．

3 悪性細胞類　1　上皮性悪性細胞類

（1）尿路上皮癌細胞②

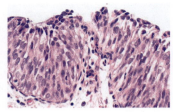

【写真 1】HE 染色　400 倍

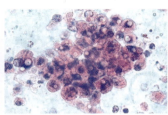

【写真 2】S 染色　400 倍

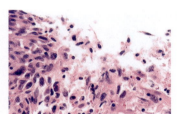

【写真 3】HE 染色　400 倍

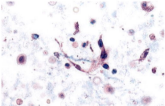

【写真 4】S 染色　400 倍

写真 1 は尿管の尿路上皮癌 G2＞G3 の組織像で，写真 2 はその尿沈渣像である．組織を構成する癌細胞は，明瞭な空胞を有し，染色過程での脂肪成分の溶解が示唆される．S 染色では大小の脂肪顆粒を有し，核の大小不同性，核配列の不規則性などから悪性を疑うことができる．尿路上皮系細胞の脂肪顆粒の存在は，尿路上皮癌を疑う重要所見の一つである．写真 3 は腎盂の尿路上皮癌 G2＞G3 の組織像で，写真 4 はその尿沈渣像である．腎盂の尿路上皮癌では，しばしば線維状やヘビ状などの

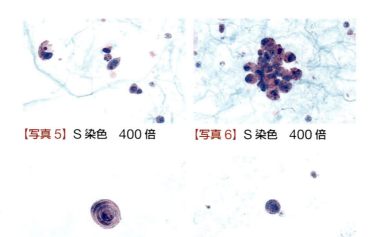

【写真5】S染色 400倍 【写真6】S染色 400倍

【写真7】S染色 400倍 【写真8】S染色 400倍

形状を示し,角化型扁平上皮癌細胞との鑑別が必要となる.しかし,小型で細胞質は薄く,角化顆粒がみられないことなどから区別される.**写真5,6**は,細胞質内封入体を有する小型の尿路上皮癌細胞である.小型の尿路上皮癌細胞は,細胞質内に封入体を有して出現することが少なくなく,たとえ核異型が乏しくても必ずチェックする.**写真7,8**は,細胞封入像を示す尿路上皮癌細胞である.細胞封入像は,細胞分裂が活発な悪性例に出現し,核異型の有無にかかわらず悪性の可能性が高い.

3 悪性細胞類　1　上皮性悪性細胞類

(2) 腺癌細胞①

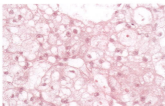

【写真1】HE 染色　400 倍

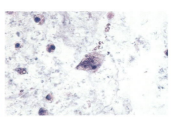

【写真2】S 染色　400 倍

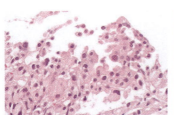

【写真3】HE 染色　400 倍

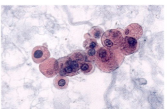

【写真4】S 染色　400 倍

> 写真1は腎盂に浸潤した淡明腎細胞癌の組織像で，写真2はその尿沈渣像である．組織像では，核は小さいが著明な核小体肥大を示し，細胞質は空胞状で染色過程での脂肪成分の溶解が示唆される．S染色像では，組織像と同様な核異型の細胞が認められ，脂肪顆粒が散在性に観察される．写真3は腎盂に浸潤した乳頭状腎細胞癌の組織像で，写真4はその尿沈渣像である．組織像では，多くの核は小さいが核濃染を示す．S染色像では，写真3と同様に核は小さいが著明な核濃染の細胞が認められる．

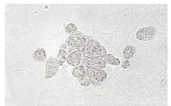

【写真5】無染色　400倍

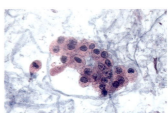

【写真6】S染色　400倍

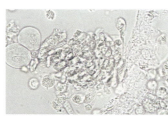

【写真7】無染色　400倍

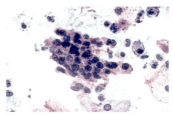

【写真8】S染色　400倍

写真5, 6は, 前立腺癌の膀胱浸潤例に認められた腺癌細胞である. 写真5の無染色像では, 灰白色調で透明感が強く, 脂肪顆粒が散在性に認められる. 写真6のS染色像では, 核は小さいが濃染し, 著明な核小体肥大を示している. 写真7, 8は, 膀胱の尿膜管腫瘍に認められた腺癌細胞である. 写真7の無染色像では, 白血球大の小型細胞が集塊を形成して出現している. 写真8のS染色像では, 核は赤血球大〜白血球大と小さいが, 核縁明瞭で著明な核濃染を示している.

3 悪性細胞類　1 上皮性悪性細胞類

（2）腺癌細胞②

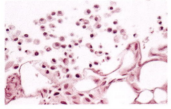

【写真1】HE染色　200倍　　【写真2】無染色　400倍

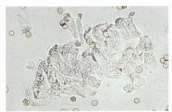

【写真3】無染色　400倍　　【写真4】S染色　400倍

> 写真1は，膀胱腺癌の組織像である．偏在性の核は小さいが，核濃染や核小体肥大などを示している．写真2は，写真1と同一症例の無染色像である．写真1と同様に，偏在した核は小さいが，核小体肥大や核形不整などを示している．写真3，4は，尿道憩室腺癌例に認められた腺癌細胞である．写真3の無染色像では，円柱状の細胞が柵状に配列し，灰白色調で透明感が強く，脂肪顆粒を含有している．写真4のS染色像では，核は小さいが核濃染や核形不整などを示している．

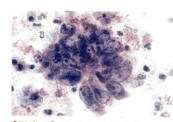

【写真5】S染色　400倍

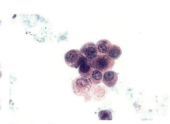

【写真6】S染色　400倍

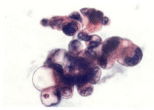

【写真7】S染色　400倍

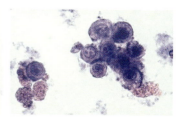

【写真8】S染色　400倍

写真5は，大腸癌の膀胱浸潤例に認められた腺癌細胞である．花冠状に配列し，核増大や核小体肥大を示している．**写真6**は，男性乳癌の腎転移例に認められた腺癌細胞である．核配列は不規則で，核濃染や核小体肥大を示している．**写真7**は，卵巣癌の尿路転移例に認められた腺癌細胞である．空胞を有し，核の大小不同や核形不整を示している．**写真8**は，胃癌の膀胱転移例に認められた腺癌細胞である．粘液産生性を有し濃青紫色調に染め出され，核増大や核小体肥大を示している．

3 悪性細胞類　1　上皮性悪性細胞類

(3) 扁平上皮癌細胞①

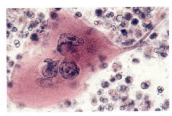
【写真1】S染色　400倍

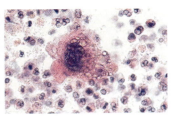
【写真2】S染色　400倍

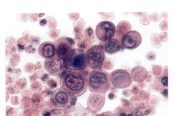
【写真3】S染色　400倍

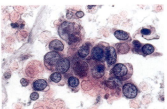
【写真4】S染色　400倍

写真1, 2は, 膀胱原発の扁平上皮癌細胞である. 写真1は, 大型・多核を示す. 写真2は, 著明な核小体肥大を示す. 細胞質には大小の脂肪顆粒が認められる. 扁平上皮系細胞の脂肪顆粒の存在は, 扁平上皮癌を疑う重要所見の一つである. 写真3, 4は, 中〜深層型の扁平上皮癌細胞である. 写真3は角化型扁平上皮癌に, 写真4は非角化型扁平上皮癌に出現したものである. 非角化型扁平上皮癌細胞に比べ, 角化型扁平上皮癌細胞は細胞質が厚く, 輪状の構造がみられる.

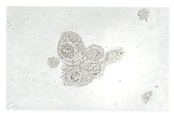

【写真5】無染色　400倍

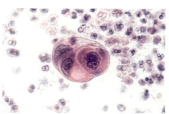

【写真6】S染色　400倍

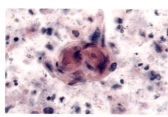

【写真7】S染色　400倍

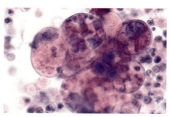

【写真8】S染色　400倍

写真5，6は，症例は異なるが，細胞封入像を示す扁平上皮癌細胞である．細胞封入像は，細胞分裂が活発な悪性例に出現する．写真7は，癌真珠を形成する扁平上皮癌細胞である．角化傾向の強い癌では，渦巻状配列を示す癌真珠が認められる．なかには核萎縮や核消失したものも出現し，見落とさないように注意する．写真8は，多数の白血球が細胞質内に浸潤した扁平上皮癌細胞である．放射線治療により，扁平上皮癌細胞が変性を起こした場合などに白血球が浸潤すると考えられている．

3 悪性細胞類　1 上皮性悪性細胞類

(3) 扁平上皮癌細胞②

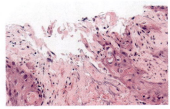

【写真1】HE 染色　200 倍

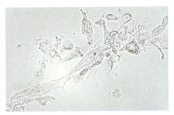

【写真2】無染色　400 倍

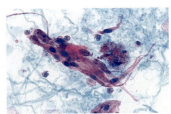

【写真3】S 染色　400 倍

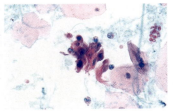

【写真4】S 染色　400 倍

写真1～4は，同一の尿管原発の扁平上皮癌例である．写真1のHE染色像では，種々な形状を示す大小の扁平上皮癌細胞が認められる．角化傾向がみられ，核萎縮や核消失を示すものも認められる．写真2の無染色像では，写真1と同様に種々な形状を示す大小の扁平上皮癌細胞が認められる．灰色調で表面構造は均質状を示し，角化を示唆する顆粒が不規則に分布している．写真3，4のS染色像では，核濃染を示すものや核萎縮，核消失を示すものも認められる．

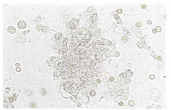

【写真 5】無染色　400 倍　　【写真 6】S 染色　400 倍

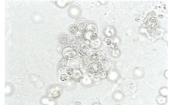
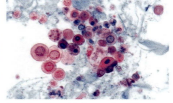

【写真 7】無染色　400 倍　　【写真 8】S 染色　400 倍

写真 5, 6 は, 膀胱原発の扁平上皮癌細胞である. これらは変性・崩壊が著しく, 染色性が良好で, 大部分の癌細胞は核が消失している. 角化傾向の強い扁平上皮癌では, このような癌細胞が出現するため, 見落とさないようにあらかじめパターン認識しておくことが重要である. 写真 7, 8 は, 腎盂原発の扁平上皮癌細胞である. 正常の深層型扁平上皮細胞と比べて小さく薄くみえ, 無染色像では灰白色調で脂肪顆粒を含有している. S 染色像では染色性が良好で, 核内構造も多彩である.

3 悪性細胞類　1　上皮性悪性細胞類

(4) 小細胞癌細胞

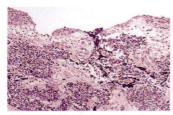

【写真1】HE染色　100倍

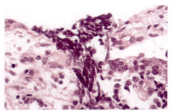

【写真2】HE染色　400倍

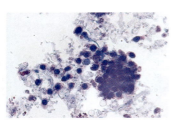

【写真3】S染色　400倍

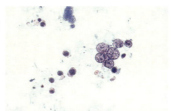

【写真4】S染色　400倍

写真1～3は，同一の膀胱原発小細胞癌例である．写真2の組織像は写真1の強拡大で，小細胞癌細胞が充実性に増殖し，膀胱内腔側に突出している．写真3のS染色像では，赤血球大～白血球大の小細胞癌細胞が孤立散在性または集塊を形成して出現している．核は小さいが核縁明瞭で，核濃染が著明である．写真4のS染色像は，尿管原発の小細胞癌細胞である．変性・萎縮した小型癌細胞と新鮮な癌細胞が同時に観察される．大小不同が著しく，小型癌細胞は通常赤血球の約1/2大である．

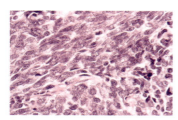

【写真5】HE 染色　400 倍

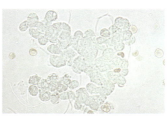

【写真6】無染色　400 倍

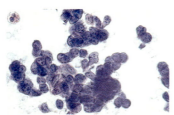

【写真7】S 染色　400 倍

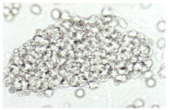

【写真8】無染色　400 倍

写真5〜8は，同一の肺小細胞癌の尿路転移例である．写真5のHE染色像では，小細胞癌細胞が充実性に増殖している．写真6の無染色像では，灰白色調で強い上皮性結合を示し，木目込み細工状に配列している．写真7のS染色像では，N/C比がきわめて高く裸核状で，クロマチンは微細顆粒状で増量している．核同士は圧排像を呈し，木目込み細工状に配列している．写真8は，写真6，7と採取日が異なる無染色像である．高浸透圧尿のため萎縮状を呈し，赤血球大〜白血球大を示している．

3 悪性細胞類　1 上皮性悪性細胞類

(5) 神経芽腫（ニューロブラストーマ）細胞

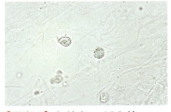

【写真1】無染色　400倍　　【写真2】S染色　400倍

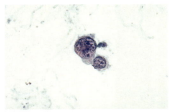

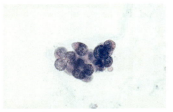

【写真3】S染色　400倍　　【写真4】S染色　400倍

写真1～4は，同一の神経芽腫（ニューロブラストーマ）の尿路浸潤例から検出された神経芽腫細胞である．写真1のように，無染色像では灰色調で裸核状を呈し，核小体肥大などを示している．S染色像では染色性が良好で，写真2のように裸核状で著しい核形不整を示したり，写真3のように多核を示すものが認められる．写真4のように集塊を形成して出現するものも認められ，緩い上皮性の結合を示している．これらはN/C比が高く，核の大小不同を示し，クロマチン増量が著明である．

（6）精上皮腫（セミノーマ）細胞

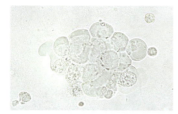

【写真5】無染色　400倍

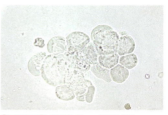

【写真6】無染色　400倍

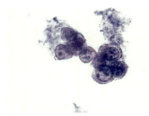

【写真7】S染色　400倍

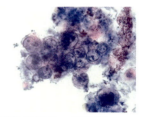

【写真8】S染色　400倍

写真5〜8は，同一の精上皮腫（セミノーマ）の腎転移例から検出された精上皮腫細胞である．精上皮腫細胞は特殊な癌細胞の一つで，主に精巣に発生し，胚細胞に由来する．写真5, 6のように，無染色像では灰白色調で表面構造は均質状を示し透明感があり，細胞質の性状は腺癌細胞に類似する．シート状配列を示し，細胞境界は明瞭である．写真7, 8のように，S染色像では染色性が良好で，N/C比が高く，核小体肥大やクロマチン増量などを示している．

3 悪性細胞類 ② 非上皮性悪性細胞類

（1）悪性リンパ腫細胞

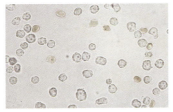

【写真1】無染色　400倍

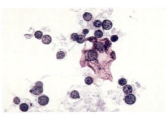

【写真2】S染色　400倍

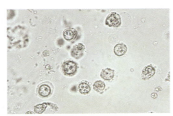

【写真3】無染色　400倍

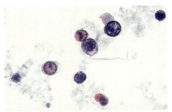

【写真4】S染色　400倍

写真1〜8は，悪性リンパ腫細胞である．尿路原発の悪性リンパ腫はきわめてまれであり，多くは他臓器のリンパ組織より発生したものが転移・浸潤して尿中から検出される．写真1, 2は同一症例で，赤血球大〜白血球大の悪性リンパ腫細胞が孤立散在性に多数認められる．N/C比が高く，クロマチンは顆粒状に増量している．写真3, 4は同一症例で，写真1, 2に比べて大型の悪性リンパ腫細胞である．N/C比が高く，核小体肥大やクロマチン増量，核縁肥厚などを示している．

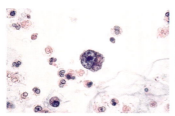

【写真5】S染色　400倍

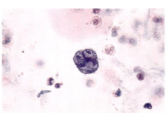

【写真6】S染色　400倍

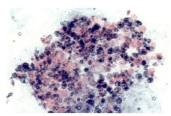

【写真7】S染色　200倍

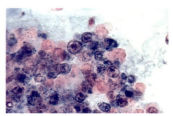

【写真8】S染色　400倍

写真5，6は，写真3，4に比べてさらに大型で，多核を示す悪性リンパ腫細胞である．写真5の大型悪性リンパ腫細胞は大小2個の核を有し，細胞質には黄褐色調の脂肪顆粒が認められる．写真6の大型悪性リンパ腫細胞は3個の核を有し，裸核状で一部に細胞質がみられる程度である．写真8は写真7の強拡大である．これらは，壊死組織より脱落した悪性リンパ腫細胞集塊が示唆される．上皮性悪性細胞集塊と異なり，細胞は重なっているだけで上皮性結合がみられない．

3 悪性細胞類 ❷ 非上皮性悪性細胞類

(2) 白血病細胞

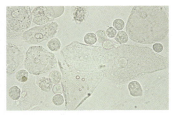

【写真1】無染色　400倍

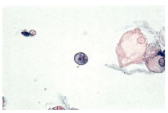

【写真2】S染色　400倍

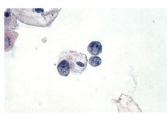

【写真3】S染色　400倍

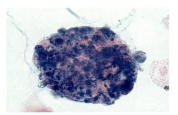

【写真4】S染色　400倍

写真1〜4は，同一の急性単球性白血病の尿路浸潤例から検出された白血病細胞である．写真1の無染色像では，扁平上皮以外の細胞が白血病細胞である．好中球より大きめで円形・類円形を示し，孤立散在性に出現している．写真2，3のS染色像では，N/C比が高く，核形不整や核小体肥大などを示している．写真4のS染色像は，集塊を形成して出現した白血病細胞である．これらは，壊死組織より脱落して出現したと考えられる．上皮性悪性細胞と異なり，上皮性結合がみられない．

(3) 悪性黒色腫（メラノーマ）細胞

【写真5】無染色　400倍　　【写真6】無染色　400倍

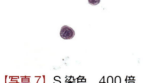

【写真7】S染色　400倍　　【写真8】S染色　400倍

写真5〜8は，同一の悪性黒色腫（メラノーマ）の尿路転移例から検出された悪性黒色腫細胞である．写真5，6の無染色像では，細胞質内に茶褐色調のメラニン顆粒を有し，核は偏在性で核小体肥大などを示している．写真7，8のS染色像では，染色性が良好で，N/C比が高く，核小体肥大やクロマチン増量などを示している．また，細胞質の染色態度は，一般的な赤紫色調と異なり，赤茶色調に染め出されている．

4 円柱類

1 硝子円柱

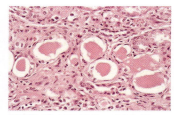

【写真1】 HE染色　200倍

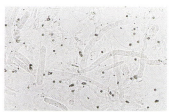

【写真2】 無染色　100倍

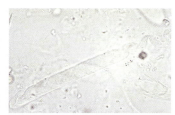

【写真3】 無染色　400倍

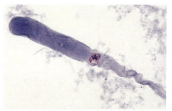

【写真4】 S染色　400倍

写真1は，剖検腎組織像である．尿細管腔内には，硝子円柱と思われる成分が形成されている．**写真2**には，長短の硝子円柱が多数認められる．灰白色調で二辺はほぼ平行であり，内容は均質状である．**写真3**にみられる硝子円柱は，両端が切れ込み状や蛇行状であるが，本体は二辺が平行で均質状である．**写真4**に示すように，硝子円柱はS染色では通常青色調に染め出される．尿細管上皮細胞を1個封入するが，2個以下のため硝子円柱に分類する．

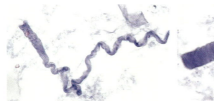

【写真 5】S 染色　200 倍
【写真 6】S 染色　400 倍

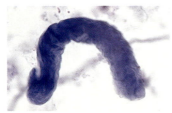
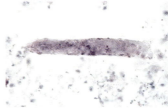

【写真 7】S 染色　400 倍
【写真 8】S 染色　400 倍

写真 5 の長い硝子円柱は，右側の大半が細くなり蛇行や屈曲を示している．尿細管上皮細胞を 2 個封入するが，3 個以上でないため硝子円柱に分類する．写真 6 は，写真 5 のような硝子円柱が下部の尿細管腔で再閉塞され，形成されたものと考えられる．写真 7 は，写真 6 の硝子円柱と比べて濃く染め出されていることから，長期間閉塞による TH ムコ蛋白の蓄積などが示唆される．写真 8 は，顆粒成分を認めるがその割合が 1/3 未満のため，硝子円柱に分類する．

4 円柱類

2 上皮円柱

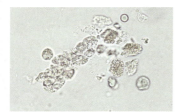

【写真1】無染色　400倍

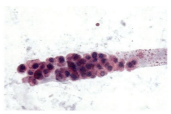

【写真2】S染色　400倍

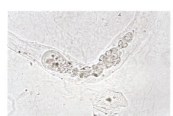

【写真3】無染色　200倍

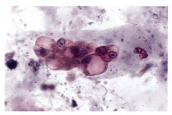

【写真4】S染色　400倍

写真1は，小型鋸歯型の尿細管上皮細胞が封入された上皮円柱である．背景にも同様の尿細管上皮細胞が認められる．写真2は，写真1と同様の小型鋸歯型の尿細管上皮細胞が封入された上皮円柱である．写真3は，オタマジャクシ・ヘビ型の尿細管上皮細胞からなる集塊が封入された上皮円柱である．写真4は，円形・類円形型の尿細管上皮細胞からなる集塊が封入された上皮円柱である．細胞質は赤紫色調に染め出され，広い空胞を有するものが認められる．

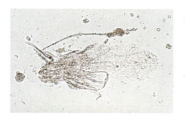

【写真5】無染色 200倍

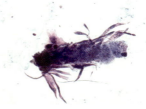

【写真6】S染色 200倍

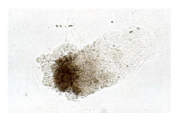

【写真7】無染色 200倍

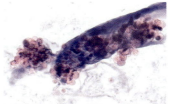

【写真8】S染色 200倍

写真5は，洋梨・紡錘型や線維型の尿細管上皮細胞が付着・封入された上皮円柱である．写真6は，オタマジャクシ・ヘビ型や洋梨・紡錘型，および線維型の尿細管上皮細胞が付着・封入された上皮円柱である．写真7, 8は，主に円形・類円形型の尿細管上皮細胞からなる集塊が付着・封入された上皮円柱である．これらは，円柱の幅が明らかに60μmをこえていることから，幅広円柱にも分類する．また，写真7は尿酸塩が封入されており，塩類・結晶円柱にも分類する．

4 円柱類

3 顆粒円柱

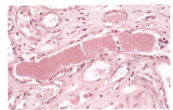

【写真1】HE 染色　200 倍

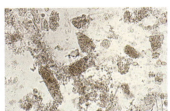

【写真2】無染色　200 倍

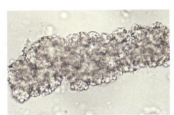

【写真3】無染色　400 倍

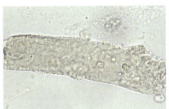

【写真4】無染色　400 倍

写真1 は，剖検腎組織像である．尿細管腔内には，顆粒円柱と思われる巨大な成分が形成されている．写真2 には，長短の顆粒円柱が多数認められる．背景にみられる顆粒成分は，顆粒円柱と同様な成分である．写真3 は，粗大な顆粒よりなる顆粒円柱である．幅が 60 μm をこえているため，幅広円柱にも分類する．写真4 は，微細な顆粒よりなる顆粒円柱である．円柱内には，尿細管上皮細胞が 3 個以上封入されているため，上皮円柱にも分類する．

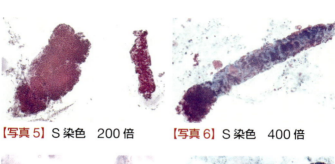

【写真5】S染色　200倍　　【写真6】S染色　400倍

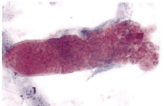
【写真7】S染色　400倍

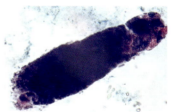
【写真8】S染色　400倍

写真5には，2個の顆粒円柱が認められる．顆粒円柱は一般的に赤紫色調に染め出され，左側のように幅が100μmをこえるものもしばしば出現する．写真6の円柱は，顆粒成分の割合が1/3以上あり，顆粒円柱に分類する．写真7は，微細な顆粒よりなる顆粒円柱である．このような顆粒円柱は，S染色では明るい赤紫色調に染め出される．写真8の顆粒円柱は，青色調に染め出されている．尿の性状や構成蛋白成分などにより，青色調に染め出されることがある．

4 円柱類

4 ろう様円柱

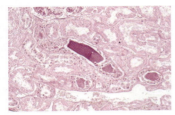
【写真 1】 HE 染色　200 倍

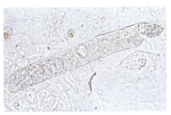
【写真 2】 無染色　400 倍

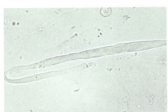
【写真 3】 無染色　400 倍

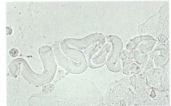
【写真 4】 無染色　400 倍

写真 1 は，剖検腎組織像である．ほぼ中央には，濃染したろう様円柱と思われる成分が形成されている．写真 2 は，ろう様円柱と顆粒円柱に分類する．左側の約 1/3 以上が顆粒状を呈している．ろう様部分は灰色調で厚くみえ，無構造である．写真 3 のろう様円柱は，非常に幅が狭く細い．このような円柱は，腎不全や腎萎縮などの患者尿に認められる．写真 4 は，写真 3 のような幅が狭く細いろう様円柱が，下部の広い尿細管腔で再閉塞され形成された円柱と考えられる．

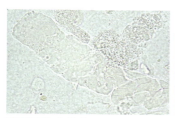
【写真5】無染色　400倍

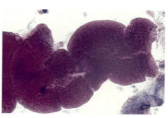
【写真6】S染色　400倍

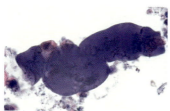
【写真7】S染色　400倍

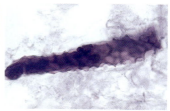
【写真8】S染色　400倍

写真5は，写真4のような円柱によって閉塞されている尿細管腔に，上部からの圧が加わり押し固まるように形成されたろう様円柱と考えられる．写真6のように，S染色では一般的に赤紫色調に染め出される．幅が100μmをこえており，幅広円柱にも分類する．写真7のように，ろう様円柱は尿の性状や構成蛋白成分などにより青色調に染め出されることがある．写真8のろう様円柱は，亀甲様の表面構造を呈している．濃縮されて形成されたと考えられる．

4 円柱類

5 脂肪円柱

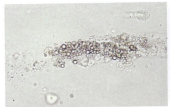
【写真1】無染色　400倍

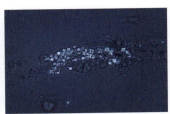
【写真2】写真1の偏光像

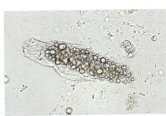
【写真3】無染色　400倍

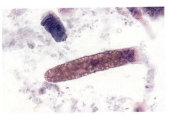
【写真4】S染色　400倍

写真2は写真1の偏光顕微鏡像である．多くの脂肪顆粒が十字の重屈折性を示している．偏光像は脂肪証明のひとつで，コレステロールエステル，リン脂質，糖脂質は十字の重屈折性を，コレステロールは全屈折性を示す．中性脂肪，脂肪酸は屈折性偏光像を示さない．写真3は，大小の脂肪顆粒からなる脂肪円柱である．小さい脂肪顆粒は光沢のある黒褐色調を，大きい脂肪顆粒は光沢のある黄色調を呈している．写真4のように，S染色では脂肪顆粒は不染性である．

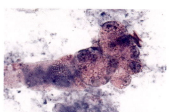

【写真5】S染色　400倍

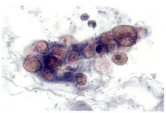

【写真6】S染色　400倍

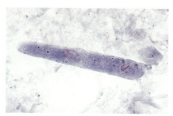

【写真7】S染色　400倍

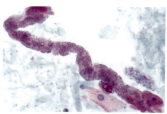

【写真8】S染色　400倍

写真5の円柱内および突出した集塊を構成する脂肪顆粒含有細胞（卵円形脂肪体）は，上皮性の結合がみられ，尿細管上皮由来が考えられる．写真6の円柱内の脂肪顆粒含有細胞は，上皮性の結合がなく，辺縁構造が不明瞭なことから，大食細胞由来が考えられる．写真7は，明らかに3個以上の脂肪顆粒が封入されており，脂肪円柱に分類する．写真8は，顆粒成分をベースに脂肪顆粒が3個以上，上皮細胞が3個以上あり，脂肪円柱，顆粒円柱，上皮円柱それぞれに分類する．

4 円柱類

6 赤血球円柱

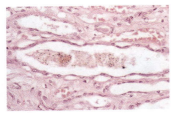

【写真1】HE染色　200倍

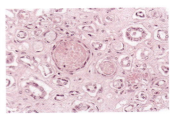

【写真2】HE染色　200倍

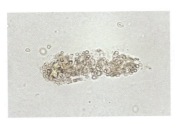

【写真3】無染色　400倍

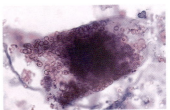

【写真4】S染色　400倍

写真1，2は，剖検腎に認められた赤血球円柱である．写真1は縦断面の尿細管腔に，写真2は横断面の尿細管腔にそれぞれ赤血球円柱が形成されている．写真3の円柱内の赤血球は，脱ヘモグロビン状で大小不同を示している．一般的に，円柱内の赤血球は脱ヘモグロビン状を示していることが多い．写真4のように，円柱内の脱ヘモグロビン状の赤血球はS染色性が良好である．この赤血球円柱は，幅が60μmをこえており，幅広円柱にも分類する．

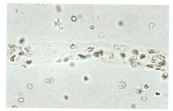

【写真5】 無染色　400倍　　【写真6】 S染色　400倍

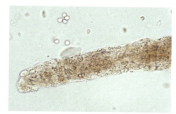

【写真7】 無染色　400倍　　【写真8】 無染色　400倍

写真5,6の円柱内の赤血球は,脱ヘモグロビン状を示すものと,ヘモグロビンを有するものとが混在している. 写真6のように,ヘモグロビンを有する赤血球はS染色性が不良である. また,尿細管上皮細胞を3個以上封入しており,上皮円柱にも分類する. 写真7の赤血球円柱は,赤血球が脱ヘモグロビン状で,基質内にそのヘモグロビンが溶け込み赤褐色調を呈している. 写真8の円柱内の赤血球は,濃縮・崩壊が進み,基質とともに赤褐色調を呈している.

4 円柱類

7 白血球円柱

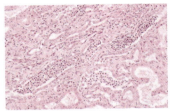

【写真1】HE染色 100倍　　【写真2】HE染色 200倍

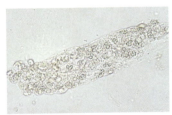

【写真3】無染色 400倍

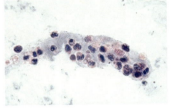

【写真4】S染色 400倍

写真1は，剖検腎に認められた白血球円柱である．尿細管腔内には，好中球主体の巨大な白血球円柱が3個認められる．写真2は写真1の200倍像である．写真3は，好中球主体の白血球円柱である．すべてが死細胞で，無染色像では黄色調を呈し，核縁にクロマチンが凝集している．写真4は，好中球主体の白血球円柱である．S染色像では分葉核が青色調に染め出され，核縁にクロマチンが凝集して濃くみえる．また，細胞質は桃色調に染め出されている．

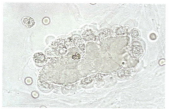

【写真 5】無染色　400 倍　　【写真 6】S 染色　400 倍

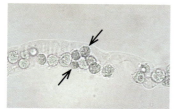

【写真 7】無染色　400 倍　　【写真 8】S 染色　400 倍

写真 5 は，単球主体の白血球円柱である．ろう様円柱を取り囲むように認められ，ろう様円柱にも分類する．核は単核でくびれ状を呈するものが認められる．写真 6 は，単球主体の白血球円柱である．核は単核で青色調に，細胞質は青紫色調に染め出されている．写真 7 は，好中球主体の白血球円柱である．ほぼ中央には 2 個の好酸球が認められる（矢印）．写真 8 は，リンパ球主体の白血球円柱である．小型で核は青色調に，細胞質は淡く桃色調に染め出されている．

4 円柱類

8 空胞変性円柱

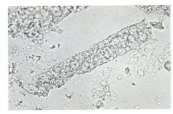
【写真1】無染色　400倍

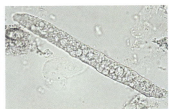
【写真2】無染色　400倍

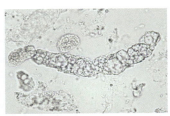
【写真3】無染色　400倍

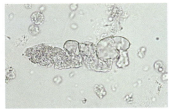
【写真4】無染色　400倍

写真1〜4は，大小の空胞を有する空胞変性円柱の無染色像である．円柱のベースは顆粒状やろう様状を呈する．その成因は，空胞化した尿細管上皮細胞に由来することや，フィブリン円柱の溶解に由来することなどが考えられている．糖尿病性腎症などの腎炎において，高度の蛋白尿や腎機能低下を伴う症例で検出されることが多い．

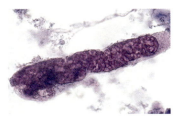
【写真5】S染色　400倍

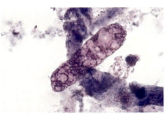
【写真6】S染色　400倍

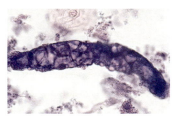
【写真7】S染色　400倍

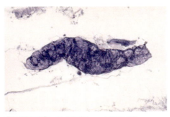
【写真8】S染色　400倍

写真5〜8は，大小の空胞を有する空胞変性円柱のS染色像である．S染色では，空胞部分は染まらず抜けてみえる．また，円柱のベースは顆粒状やろう様状を呈し，染色性は良好である．染色態度は，一般的に写真5，6のように赤紫色調に染め出されるが，写真7，8のように青色調に染め出されることも少なくない．

4 円柱類

9 塩類・結晶円柱

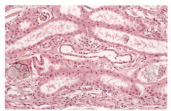

【写真1】HE染色　200倍

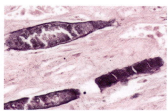

【写真2】HE染色　200倍

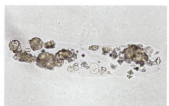

【写真3】無染色　400倍

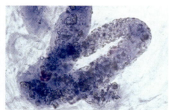

【写真4】S染色　400倍

写真1,2は,剖検腎組織像である.写真1の尿細管腔内には,尿酸系の結晶が析出している.また,写真2の尿細管腔内には,塩類が大量に析出され線維化が亢進している.写真3は,シュウ酸カルシウム結晶を大量に封入した塩類・結晶円柱である.尿細管上皮細胞を3個以上封入しており,上皮円柱にも分類する.白血球を2個封入するが,3個未満であり,白血球円柱には分類しない.写真4は,多量のシュウ酸カルシウムを封入した塩類・結晶円柱である.

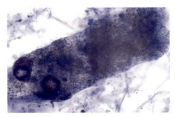
【写真 5】S 染色　400 倍

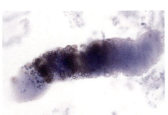
【写真 6】S 染色　400 倍

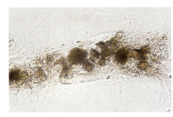
【写真 7】無染色　400 倍

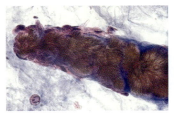
【写真 8】S 染色　400 倍

写真 5 は，リン酸塩を大量に封入した塩類・結晶円柱である．幅が 60 μm をこえていること，上皮細胞を 3 個以上封入していることから，幅広円柱と上皮円柱にも分類する．写真 6 は，尿酸塩を封入した塩類・結晶円柱である．写真 7, 8 は，同一症例から検出された塩類・結晶円柱である．抗生剤のキノロン系薬剤を服用しており，この薬剤由来が考えられる．これらの円柱は，尿細管上皮細胞を 3 個以上封入しており，上皮円柱にも分類する．

4 円柱類

10 大食細胞円柱

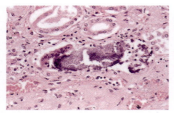

【写真1】HE 染色 200 倍

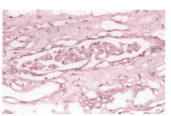

【写真2】HE 染色 200 倍

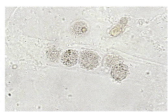

【写真3】無染色 400 倍

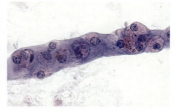

【写真4】S 染色 400 倍

> 写真1,2は,剖検腎に認められた大食細胞円柱である.写真1の尿細管腔には,2個の多核大食細胞が塩類円柱に付着した状態で認められる.写真2の尿細管腔には,多数の大食細胞が認められる.写真3は,5個の大食細胞を封入した大食細胞円柱である.多くの細胞は黒色調の微細な脂肪顆粒を有しており,脂肪円柱にも分類する.写真4は,10個以上の大食細胞を封入した大食細胞円柱である.細胞質は淡く泡沫状で,淡赤紫色調に染め出されている.

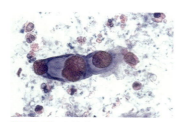

【写真5】S染色　400倍

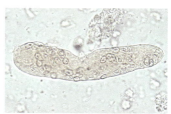

【写真6】無染色　400倍

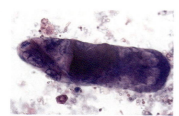

【写真7】S染色　400倍

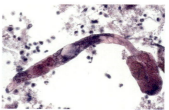

【写真8】S染色　200倍

写真5は，4個の大食細胞を封入した大食細胞円柱である．細胞周囲の薄くなった部分は，大食細胞遊走時の痕跡である．脂肪顆粒を貪食しており，脂肪円柱にも分類する．写真6は，多核をなす大食細胞が尿細管腔を通過する際に円柱状を呈し，尿細管腔が閉塞して円柱になったと考えられる．写真7は，ろう様円柱を貪食した大食細胞円柱であり，ろう様円柱にも分類する．写真8は，BJ蛋白円柱を貪食し，顆粒円柱が付着した大食細胞円柱である．これらの円柱にも分類する．

4 円柱類

11 BJ（Bence Jones）蛋白円柱

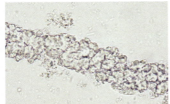

【写真1】無染色　400倍　　【写真2】S染色　400倍

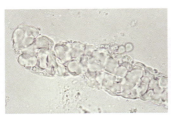

【写真3】無染色　400倍　　【写真4】S染色　400倍

> 写真1，2は，特徴的なイクラ状を示すBJ蛋白円柱である．写真1の無染色像では，光沢のある灰色調を呈している．写真2のS染色像では，染色性が良好で，赤紫色調に染め出されている．写真3，4は，写真1，2に比べて大きなイクラ状を示すBJ蛋白円柱である．写真3の無染色像では，光沢のある灰白色調を呈している．写真4のS染色像では，染色性が良好で，明るい赤紫色調に染め出されている．幅が60μmをこえており，幅広円柱にも分類する．

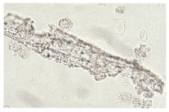
【写真5】無染色 400倍

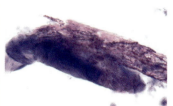
【写真6】S染色 400倍

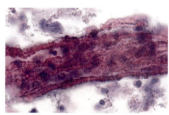
【写真7】S染色 400倍

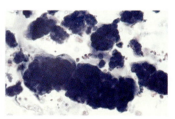
【写真8】S染色 400倍

写真5, 6は，数珠がすだれ状に連なったような構造を示すBJ蛋白円柱である．写真5の無染色像では，光沢のある灰色調を呈している．写真6のS染色像では，染色性が良好で赤紫色調に染め出されている．写真7は，写真6に比べて明らかに数珠がすだれ状に連なったような構造を示すBJ蛋白円柱である．白血球（主に単球）が3個以上封入されており，白血球円柱にも分類する．写真8のように，BJ蛋白円柱はしばしば青色調に染め出される．

4 円柱類

12 フィブリン円柱

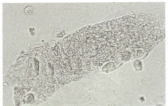
【写真1】無染色　400倍

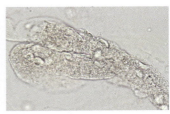
【写真2】無染色　400倍

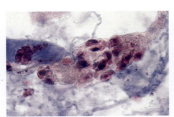
【写真3】S染色　400倍

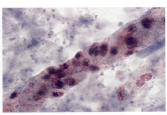
【写真4】S染色　400倍

写真1，2は，線維質成分が詰まったフィブリン円柱である．顕微鏡の微動ハンドルを操作すると，線維状の成分が絡むように詰まっているのが観察され，無構造で光沢を呈している．両方の円柱とも尿細管上皮細胞が3個以上封入されており，上皮円柱にも分類する．写真3，4は，フィブリン円柱のS染色像である．フィブリン成分は，S染色では染色性が不良で，不染性を示す．両方の円柱とも尿細管上皮細胞が3個以上封入されており，上皮円柱にも分類する．

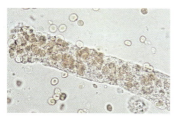

【写真5】無染色　400倍

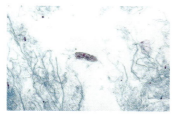

【写真7】S染色　100倍

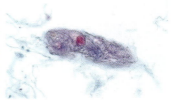

【写真6】S染色　400倍

【写真8】S染色　400倍

写真5は，線維質成分が詰まったフィブリン円柱である．赤血球が多数封入されており，赤血球円柱にも分類する．写真6は，フィブリン円柱のS染色像である．通常，線維質成分は不染性を示すが，写真6のように淡赤紫色調を呈することがある．このような場合は，尿中蛋白成分の混在が示唆される．また，赤血球が多数封入されており，赤血球円柱にも分類する．写真8は写真7の強拡大である．線維質成分が少なく，その構造を容易に観察することができる．

5 微生物・寄生虫類

1 微生物類

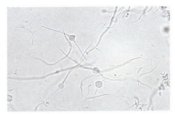

【写真1】無染色　400倍

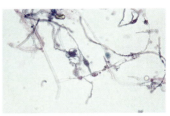

【写真2】S染色　400倍

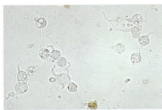

【写真3】無染色　400倍

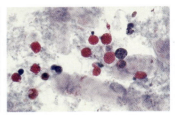

【写真4】S染色　400倍

写真1〜4は，β-ラクタム系の抗生剤服用により，分裂できずに伸長または肥大化した細菌である．β-ラクタム系の抗生剤は，細菌の細胞壁合成酵素を阻害し，細菌は細胞分裂ができなくなる（静菌作用）．そのため，写真1，2のように伸長したり，写真3，4のように肥大化して認められることがある．なかには長径が200μmをこえるものも検出される．これらの変形した細菌は，生きて動き回っていることも少なくなく，寄生虫類などと見誤らないように注意する．

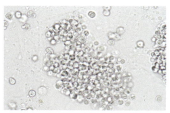

【写真5】無染色　400倍　　【写真6】S染色　400倍

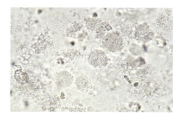

【写真7】無染色　400倍　　【写真8】S染色　400倍

写真5,6は,抗真菌薬服用により死滅した酵母様真菌である.抗真菌薬には,細胞壁合成を阻害するものや細胞膜の機能を障害するものなどがある.抗真菌薬によって死滅した酵母様真菌は,円形・類円形を示すようになり,染色性が良好となる.写真7,8は球菌の塊である.採尿後,長時間放置後に提出された検体などでは,細菌が増殖して塊を形成することがある.小型鋸歯型の尿細管上皮細胞に一見類似するが,核がなく背景には同一の細菌が認められる.

5 微生物・寄生虫類

2 寄生虫類

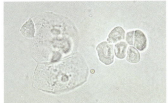

【写真1】無染色 400倍

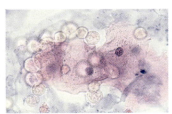

【写真2】S染色 400倍

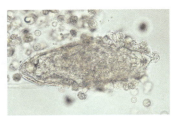

【写真3】無染色 400倍

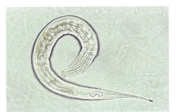

【写真4】無染色 400倍

写真1，2は腟トリコモナスである．写真1の表層型扁平上皮細胞には，3匹の生きた腟トリコモナスが寄生している．写真2の表層型扁平上皮細胞には，10匹以上の生きた腟トリコモナスが認められ，染色性が不良である．写真3はビルハルツ住血吸虫卵である．白血球が多数群がっており，組織内からの脱落が示唆される．写真4は線虫である．再検しても検出されず，植物などに寄生していた自由生活性の桿線虫などが尿中に混入したものと考えられる．

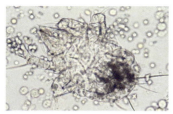

【写真5】無染色　200倍

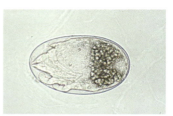

【写真6】無染色　400倍

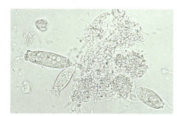

【写真7】無染色　400倍

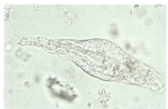

【写真8】無染色　400倍

写真5はダニである．寄生例も報告されているが，多くは外部からの混入である．採尿後ただちに容器に蓋をしなかったり，長時間放置した場合に認められることがある．写真6はダニの卵である．卵内には生育した幼虫が認められる．写真7には，3匹の生きたつりがね虫が認められる．再検したが検出されず，蓄尿容器の汚染が考えられた症例である．写真8はヒルガタワムシである．伸びた状態で崩壊が強いことから，混入後の長時間放置が考えられた症例である．

塩類・結晶類

1 通常塩類

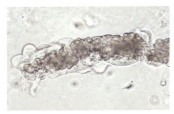

【写真1】無染色　400倍

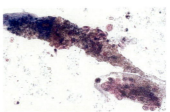

【写真2】S染色　200倍

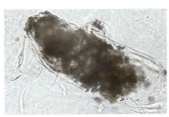

【写真3】無染色　400倍

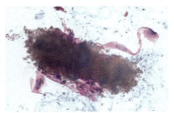

【写真4】S染色　400倍

通常塩類のリン酸塩や尿酸塩であっても，尿細管腔内で析出・閉塞を伴った場合は，種々の尿細管障害を引き起こす．**写真1，2**は，リン酸塩の塩類・結晶円柱に尿細管上皮細胞集塊が封入・付着しており，リン酸塩の析出・閉塞に伴って尿細管上皮細胞の剥離を引き起こしたと考えられる．**写真3，4**は，尿酸塩の塩類・結晶円柱に尿細管上皮細胞が封入・付着しており，尿酸塩の析出・閉塞に伴って尿細管上皮細胞の剥離を引き起こしたと考えられる．

薬剤を疑う塩類

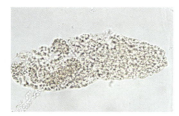

【写真 5】無染色　400 倍

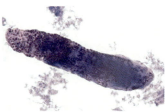

【写真 6】S 染色　400 倍

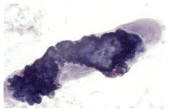

【写真 7】S 染色　400 倍

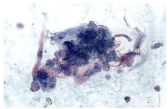

【写真 8】S 染色　400 倍

写真 5，6 の円柱内の塩類は，同一症例から検出されたものである．これらの塩類は特殊な構造を示し，染色性が良好であることなどから，薬剤性と考えられる．薬剤を疑う塩類も，尿細管腔で析出・閉塞する可能性があり，注意が必要である．写真 7 の円柱内の塩類，および写真 8 の尿細管上皮細胞に付着した塩類は，濃い青色調に染め出されており，薬剤由来が考えられる．リン酸塩や尿酸塩などの塩類が，濃い青色調に染め出されることはない．

6 塩類・結晶類

2 通常結晶類

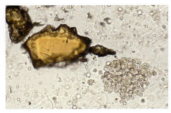

【写真1】無染色　200倍

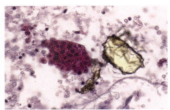

【写真2】S染色　200倍

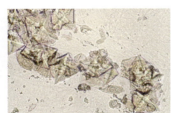

【写真3】無染色　200倍

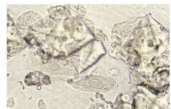

【写真4】無染色　400倍

写真1，2は，尿路結石があった同一症例から検出された巨大な尿酸結晶と尿路上皮細胞集塊である．尿路結石が尿路上皮粘膜に損傷を与え，尿路上皮細胞集塊が出現したと考えられる．写真4は写真3の強拡大である．巨大なシュウ酸カルシウム結晶に付着するように尿路上皮細胞が多数認められる．巨大なシュウ酸カルシウム結晶が尿路上皮粘膜に損傷を与え，尿路上皮細胞が多数出現したと考えられる．巨大結晶の出現は，尿路結石との関連性が指摘されている．

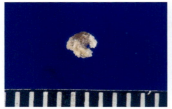
【写真5】尿路結石　約2.5mm

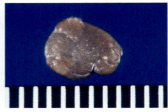
【写真6】尿路結石　約5.5mm

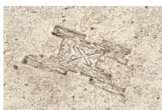
【写真7】無染色　200倍

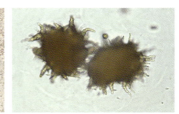
【写真8】無染色　400倍

写真5, 6は, 同一症例の随時尿から検出された尿路結石である. これらは, 大きさ, 色調, 形状などが異なる. しかし, 赤外分光分析法の結果, これらの主成分は同じく95％以上がシュウ酸カルシウムであった. 写真7は, 巨大なリン酸アンモニウムマグネシウム結晶である. 本結晶の巨大化は, 長時間経過した腐敗尿や細菌尿などで認められる. 写真8は, 尿酸アンモニウム結晶である. 幼児の酸性尿で検出された場合は, 感冒性胃腸炎との関連性が報告されている.

6 塩類・結晶類

3 異常結晶類

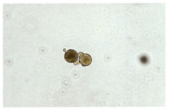
【写真1】無染色　400倍

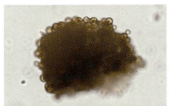
【写真2】無染色　400倍

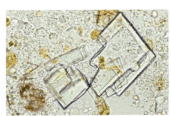
【写真3】無染色　400倍

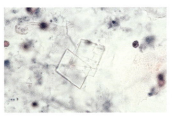
【写真4】S染色　400倍

写真1, 2は，2, 8-ジヒドロキシアデニン（DHA）結晶である．褐色調を呈し，車軸状または放射状の構造を示している．APRT欠損症の患者尿から検出される．写真3, 4は，コレステロール結晶である．写真3は糞便の尿中混入例，写真4は前立腺癌例からそれぞれ検出されたコレステロール結晶である．無色透明で，正方形や長方形の板状結晶が不規則に重なり合うように出現している．また，一部が欠損状を示すことも少なくない．S染色では不染性を示す．

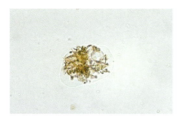

【写真 5】無染色　400 倍

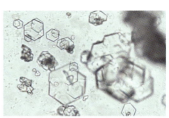

【写真 6】無染色　400 倍

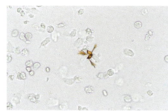

【写真 7】無染色　400 倍

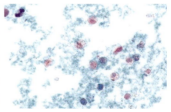

【写真 8】S 染色　400 倍

写真 5 の針状成分がビリルビン結晶である．崩壊が著しい尿細管上皮細胞内に認められ，黄褐色調を呈している．写真 6 はシスチン結晶である．無色透明で，六角形の板状結晶が不規則に重なり合うように出現している．写真 7，8 の黄褐色調の成分が，ヘマトイジン結晶である．ビリルビン結晶に類似するが，針状結晶は束ねたように出現し，菱形結晶が同時に認められることから鑑別される．写真 8 のように，ヘマトイジン結晶はしばしば白血球内に認められる．

7 その他

1 ヘモジデリン顆粒，マルベリー小体

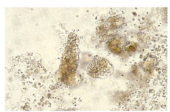

【写真1】無染色　400倍

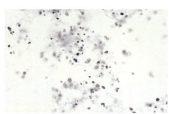

【写真2】S染色　400倍

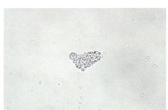

【写真3】無染色　400倍

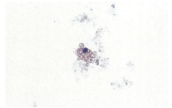

【写真4】S染色　400倍

写真1には，大量のヘモジデリン顆粒とヘモジデリン顆粒を含有した尿細管上皮細胞が認められる．ヘモジデリン顆粒は黄褐色調を呈し，大動脈弁機械弁置換後や発作性夜間血色素尿症などの患者尿から検出される．写真2のように，ヘモジデリン顆粒のみが検出される症例もあり，見逃さないように注意する．写真3，4は，桑実小体（マルベリー小体）を有する尿細管上皮細胞である．渦巻状を示す脂肪成分が観察され，Fabry病の患者尿から検出される．

2 扁平上皮の脱核，特殊粘液体

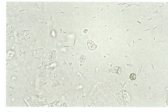

【写真5】無染色　400倍

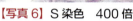

【写真6】S染色　400倍

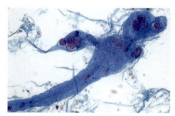

【写真7】S染色　200倍

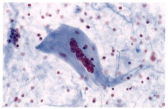

【写真8】S染色　200倍

写真5，6の白血球大の成分は，扁平上皮細胞の核である．腟・外陰部から混入し，乳酸桿菌の代謝産物である乳酸により細胞質が溶解して，核のみが残ったものといわれている．写真7，8の青色調に染め出された巨大な成分は，特殊粘液体である．写真7は尿細管上皮細胞を，写真8は顆粒円柱をそれぞれ封入し，腎由来と同定することができる．主成分は，硝子円柱や粘液糸などと同様のTHムコ蛋白で，腎結石や腎嚢胞を形成している患者尿などから検出される．

7 その他

3 でんぷん粒，類でんぷん小体，花粉，糞便

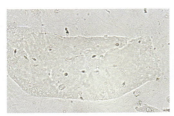

【写真1】無染色　400倍

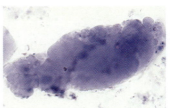

【写真2】S染色　400倍

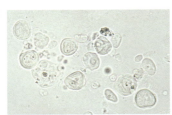

【写真3】無染色　400倍

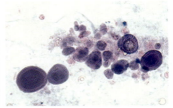

【写真4】S染色　400倍

写真1，2は，精液由来の分泌物である．精液由来の分泌物が円柱状を示した場合は，硝子円柱やろう様円柱などとの鑑別が必要となる．写真1は精子が付着していること，写真2は2辺が平行でなく凸凹していることなどから鑑別される．写真3，4は，前立腺由来の類でんぷん小体である．一見，扁平上皮の深層型細胞などに類似し，鑑別が必要となる．しかし，明瞭な輪状構造がみられること，またS染色では青色調に染め出されて核がないことなどから鑑別される．

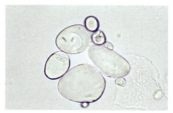

【写真5】無染色 400倍

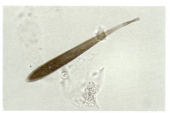

【写真6】無染色 400倍

【写真7】無染色 400倍

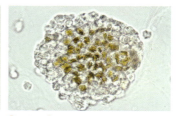

【写真8】無染色 400倍

写真5はでんぷん粒である．婦人科で使用する治療用パウダーなどに含まれており，混入して認められる．写真6は，昆虫類の鱗粉である．採尿後，容器に蓋をせずに放置した場合，小バエなどが入り込み認められることがある．写真7はスギ花粉である．外膜から飛び出たもので，カプセル状の構造を示している．写真8は，植物由来の食物残渣に白血球が群がるように集塊を形成している．大腸癌などによって膀胱腸瘻を形成している可能性が高く，注意が必要である．

III. 実践！比較でみる尿沈渣成分の鑑別法

- 尿沈渣成分の鑑別にあたって，その成分が本来もっているいくつかの形態学的特徴をすべて満たして出現するとは限らない．
- むしろ変性や崩壊の程度によってその形態学的特徴のいくつかが失われ，わかりにくくなっていることが多い．
- この項では，あえて特徴の少ない成分を中心に，紛らわしい成分を比較しながら，鑑別の決め手となるポイントは何かをあげ解説する．
- いかにこの鑑別のポイントを見つけ出すかが重要なカギとなる．
- この項をみるにあたっては，もう一度，色調や表面構造，辺縁構造，核所見の見方などを整理し，まずは解答を見ずに判定してみよう！

1 どちらが糸球体型赤血球？もう一方は？

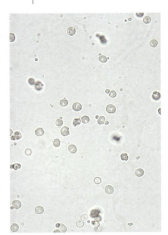 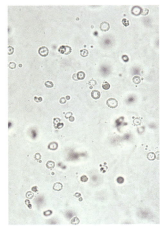

❶	鑑別のポイント	❷
なし	形態の多彩性？	あり
なし	大小不同性？	あり

⬇　　　　　　　　　　　　　　　⬇

非糸球体型赤血球　　　　　　　糸球体型赤血球

❶のコブを有する赤血球は，球状でほぼ通常のヘモグロビン量を含んでいる．❷のコブを有する赤血球は，ドーナツ状でその厚みが不均一である．

2 どちらが糸球体型赤血球？もう一方は？

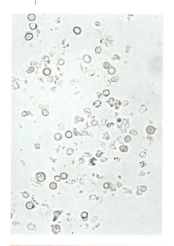 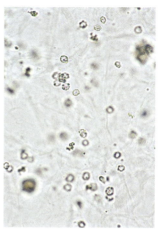

❶	鑑別のポイント	❷
あり	大小不同性？	なし
様々	浸透圧の影響？	単調
↓		↓
糸球体型赤血球		非糸球体型赤血球

❶のドーナツ状赤血球は，大小不同があり，様々な浸透圧の影響がみられる．❷のドーナツ状赤血球は，大小不同がなく，浸透圧の影響が単調である（前立腺生検後尿）．

3 どちらが上皮円柱？もう一方は？

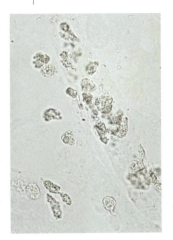 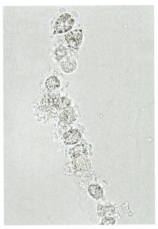

❶	鑑別のポイント	❷
黄色調	色調？	灰白色調
不規則型顆粒状	表面構造？	綿菓子状
鋸歯状・明瞭	辺縁構造？	鋸歯状・不明瞭

　　上皮円柱　　　　　　　　　　　　　　白血球円柱

❶の円柱内外の細胞は、変性・崩壊の強い尿細管上皮細胞である．❷の円柱内の細胞は、単球主体の白血球で、多くは偽足を出している生細胞である．

4 どちらが上皮円柱？もう一方は？

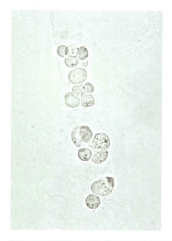
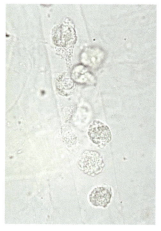

❶	鑑別のポイント	❷
灰色調	色 調？	灰白色調
均質状	表面構造？	綿菓子状
曲線状・明瞭	辺縁構造？	曲線状・不明瞭
上皮円柱		白血球円柱

❶の円柱内の細胞は，一部に上皮性結合がみられる．❷の円柱内の細胞は，偽足を出している単球の生細胞である．

5 どちらが円柱？もう一方は？

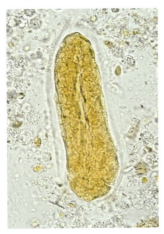 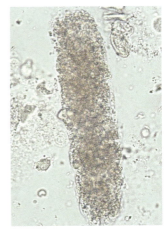

❶	鑑別のポイント	❷
辺縁部にカプセル状成分	特殊な構造？	なし
↓		↓
植物細胞由来の食物残渣		顆粒円柱

❶のカプセル状成分は，植物細胞の細胞壁である（糞便の尿中混入例）．

6 どちらが尿路上皮細胞？もう一方は？

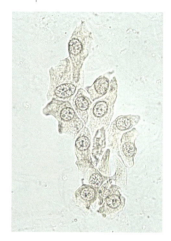
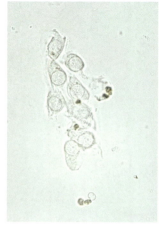

❶	鑑別のポイント	❷
黄色調	色　調？	灰白色調
漆喰状	表面構造？	微細顆粒状
角状・明瞭	辺縁構造？	角状・不明瞭
なし	顆粒成分？	リポフスチン顆粒
↓		↓
尿路上皮細胞		尿細管上皮細胞

尿沈渣検査において，リポフスチン顆粒を有する細胞は，大部分が特殊型尿細管上皮細胞である．

7 どちらが尿細管上皮細胞？もう一方は？

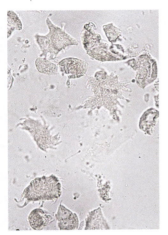
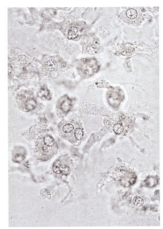

❶	鑑別のポイント	❷
黄色調	色 調？	灰白色調
顆粒状	表面構造？	綿菓子状
鋸歯状・明瞭 または角状・明瞭	辺縁構造？	鋸歯状・不明瞭
↓		↓
尿細管上皮細胞		大食細胞

❶の鋸歯状・明瞭な細胞は近位尿細管由来，角状・明瞭な細胞は遠位尿細管由来が考えられる．❷は偽足を出している大食細胞の生細胞である．

8 どちらが扁平上皮細胞？もう一方は？

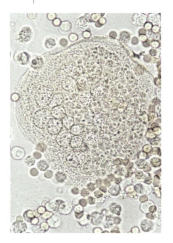
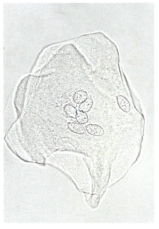

	❶	鑑別のポイント	❷
	黄色調	色　調？	灰色調
	漆喰状（辺縁部）	表面構造？	均質状
	↓		↓
	尿路上皮細胞		扁平上皮細胞

❶の尿路上皮細胞は，細胞全体が不明な変性顆粒で占められている．このような場合は，変性顆粒がない部分を見つけ出して判定する．

9 どちらが尿細管上皮細胞？もう一方は？

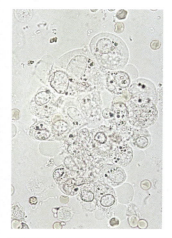
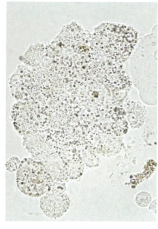

❶	鑑別のポイント	❷
ほぼ均質状	表面構造？	綿菓子状
曲線状・明瞭	辺縁構造？	鋸歯状・不明瞭
やや不明瞭	細胞境界？	不明瞭
リポフスチン顆粒	顆粒成分？	脂肪顆粒
↓		↓
尿細管上皮細胞		大食細胞

❷は偽足を出している大食細胞の生細胞集塊である．

10 どちらが尿細管上皮細胞？もう一方は？

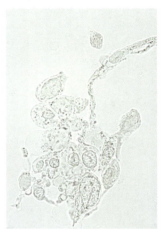
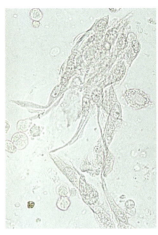

❶	鑑別のポイント	❷
灰白色調	色調？	黄色調
均質状	表面構造？	微細顆粒状
ケラチン顆粒	顆粒成分？	なし
核の大小不同	核所見？	なし

↓		↓
悪性細胞 （扁平上皮癌細胞）		尿細管上皮細胞

❶のようなケラチン顆粒は，角化した細胞に認められる．❷の細胞が集まった部分は，尿細管腔内での閉塞部が考えられる．

11 どちらが白血球？もう一方は？

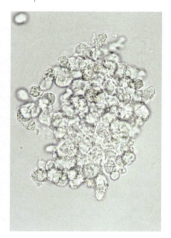
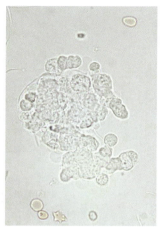

❶	鑑別のポイント	❷
綿菓子状	表面構造？	均質状
鋸歯状・不明瞭	辺縁構造？	曲線状・明瞭
なし	上皮性結合？	あり
↓		↓
白血球（単球）		悪性細胞 （小細胞癌細胞）

❶は偽足を出している単球の生細胞集塊である．❷は，木目込み細工状配列を示す小細胞癌細胞集塊である．

12 どちらが悪性細胞？もう一方は？

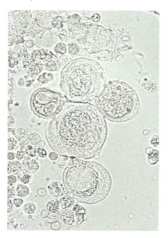 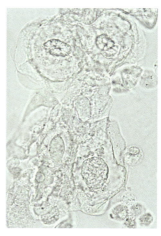

❶	鑑別のポイント	❷
黄色調	色 調？	灰色調
輪状構造	特殊な構造？	コイロサイト

| 悪性細胞 | | ウイルス感染細胞 |
| （扁平上皮癌細胞） | | （HPV感染細胞） |

❶のような輪状構造は，角化傾向を示す扁平上皮癌細胞に認められる．❷は，扁平上皮細胞の核の周囲が空洞化したコイロサイトである．HPV感染に特徴的な細胞像である．

13 どちらが悪性細胞？もう一方は？

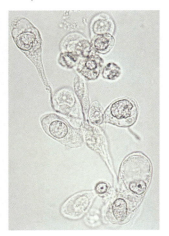 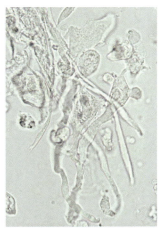

❶	鑑別のポイント	❷
黄色調	色　調？	灰色調
微細顆粒状または空胞状	表面構造？	均質状
なし	顆粒成分？	ケラチン顆粒
↓		↓
尿細管上皮細胞		悪性細胞 （扁平上皮癌細胞）

❷は，細胞質の一部に角化を示唆するケラチン顆粒が認められる．

14 どちらが悪性細胞？もう一方は？

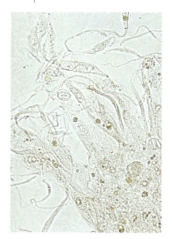
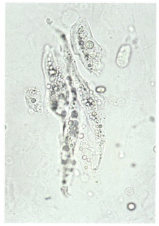

❶	鑑別のポイント	❷
黄色調	色　調？	灰白～灰色調
微細顆粒状	表面構造？	均質状
リポフスチン顆粒	顆粒成分？	脂肪顆粒
↓		↓
尿細管上皮細胞		悪性細胞 （扁平上皮癌細胞）

❷は，脂肪顆粒を多量に含有した扁平上皮癌細胞である．脂肪顆粒は腺癌細胞に限らず，扁平上皮癌細胞や尿路上皮癌細胞などの悪性細胞も含有して出現することが多く，脂肪顆粒の有無は重要な所見である．

15 どちらが悪性細胞？もう一方は？

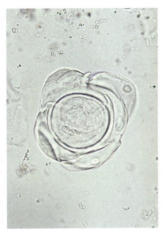 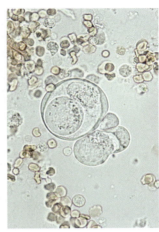

❶	鑑別のポイント	❷
真珠形成	特殊な構造？	細胞封入像
なし	角化傾向？	なし
↓		↓
扁平上皮細胞		悪性細胞 （尿路上皮癌細胞）

❶のような渦巻状配列した真珠形成は，扁平上皮細胞に特徴的な細胞像で，良性・悪性ともに認められる．❷のような細胞封入像は，細胞分裂が活発な悪性例に出現する．

16 どちらが悪性細胞？もう一方は？

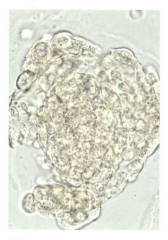 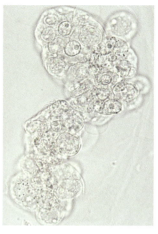

❶	鑑別のポイント	❷
核異型性弱い	核所見？	核の大小不同，核小体肥大
エキソダス（ドーナツ状集塊）	特殊な構造？	なし
↓		↓
円柱上皮細胞（子宮内膜細胞）		悪性細胞（腺癌細胞）

❶のように，子宮内膜細胞集塊は子宮体部の円柱上皮細胞が間質細胞を包み込むように出現することが多く，他の組織型細胞集塊との鑑別は比較的容易である．

17 どちらが悪性細胞？もう一方は？

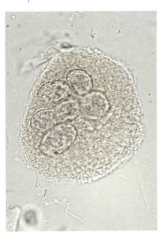 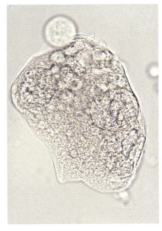

❶	鑑別のポイント	❷
漆喰状	表面構造？	微細顆粒状
封入体形成	核所見？	核の大小不同，クロマチン大小顆粒状

↓ ↓

ウイルス感染を疑う細胞 **悪性細胞（尿路上皮癌細胞）**

❶は，核内に封入体を形成しており，ウイルス感染を疑う細胞である．しかし，HSV感染細胞やCMV感染細胞などとは異なった細胞像を示しており，ほかのウイルス感染が疑われる．

18 どちらが尿細管上皮細胞？もう一方は？

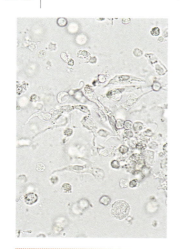
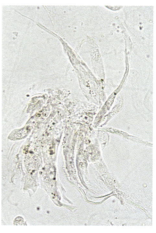

❶	鑑別のポイント	❷
灰白色調	色　調？	黄色調
均質状	表面構造？	微細顆粒状
脂肪顆粒	顆粒成分？	リポフスチン顆粒

| 悪性細胞 | |
| (尿路上皮癌細胞) | 尿細管上皮細胞 |

❶のような尿路上皮癌細胞は，角化型扁平上皮癌細胞との鑑別も必要となる．しかし，小型で細胞質は薄く，角化顆粒がみられないことなどから鑑別される．

19 どちらが悪性細胞？もう一方は？

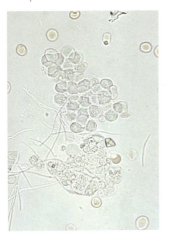 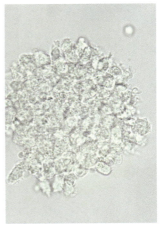

❶	鑑別のポイント	❷
均質状	表面構造？	綿菓子状
曲線状・明瞭	辺縁構造？	鋸歯状・不明瞭
明瞭	細胞境界？	不明瞭
あり	上皮性結合？	なし
↓		↓
悪性細胞 （小細胞癌細胞）		単球

❶は，木目込み細工状配列を示す小細胞癌細胞集塊である．❷は，偽足を出している単球の生細胞集塊である．

20 どちらが悪性細胞？もう一方は？

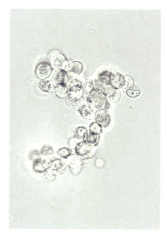 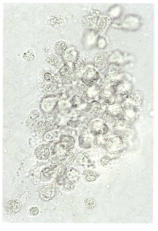

❶	鑑別のポイント	❷
乳頭状配列	細胞配列？	孤立散在性
N/C比大，核形不整，核小体肥大	核所見？	核形が切れ込み・くびれ状
↓		↓
悪性細胞（尿路上皮癌細胞）		白血球（単球）

❶の集塊を構成する尿路上皮癌細胞は，極めて小型で細胞質が薄く均一化し，脆弱性を示している．尿路上皮型に限らず，どの組織型でも，明らかな小型化は悪性を疑う重要な所見である．

21 どちらが上皮円柱？もう一方は？

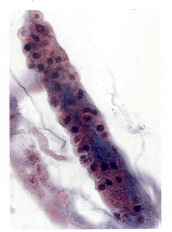 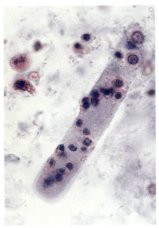

	鑑別のポイント	
❶		❷
厚くみえる	細胞の厚み？	薄くみえる
赤紫色調	Ｓ染色態度？	淡桃色調
↓		↓
上皮円柱		白血球円柱（リンパ球主体）

❶のリンパ球大の尿細管上皮細胞は，❷のリンパ球と比べて細胞質が厚くみえ，明瞭な赤紫色調に染め出されている．

22 どちらが尿細管上皮細胞？もう一方は？

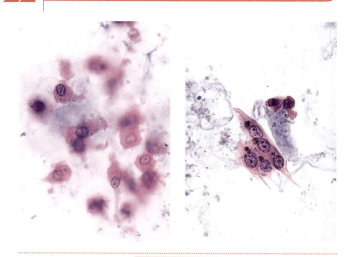

❶	鑑別のポイント	❷
綿菓子状	表面構造？	微細顆粒状
角状・不明瞭または鋸歯状・不明瞭	辺縁構造？	角状・明瞭
なし	顆粒成分？	リポフスチン顆粒
↓		↓
大食細胞		尿細管上皮細胞

❶は，偽足を出した状態で染色された大食細胞である．❷の尿細管上皮細胞と類似するが，表面構造や辺縁構造が異なる．リポフスチン顆粒は，尿細管上皮細胞が含有していることが多い．

23 どちらが扁平上皮細胞？もう一方は？

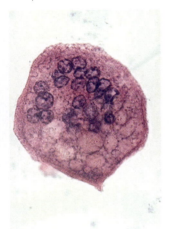 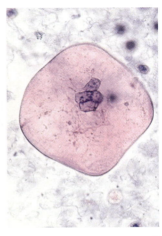

❶	鑑別のポイント	❷
赤紫色調	S染色態度？	淡桃色調
漆喰状	表面構造？	均質状
角状・明瞭	辺縁構造？	曲線状・明瞭
↓		↓
尿路上皮細胞		扁平上皮細胞

❶の尿路上皮細胞と❷の扁平上皮細胞は大きさや形状が類似するが，S染色態度や表面構造，辺縁構造が異なる．

24 どちらが尿細管上皮細胞？もう一方は？

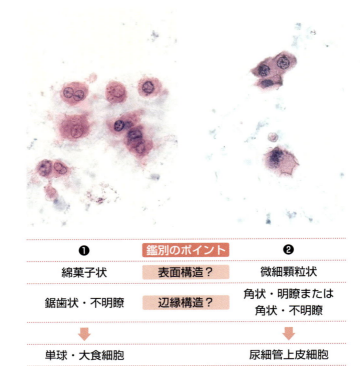

❶	鑑別のポイント	❷
綿菓子状	表面構造？	微細顆粒状
鋸歯状・不明瞭	辺縁構造？	角状・明瞭または角状・不明瞭
↓		↓
単球・大食細胞		尿細管上皮細胞

❶は，偽足を出した状態で染色された単球・大食細胞である．単球・大食細胞は，❷の尿細管上皮細胞のように辺縁構造が明瞭な角状を示さない．

25 どちらが大食細胞？もう一方は？

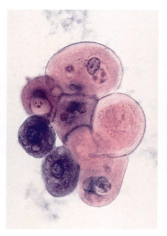
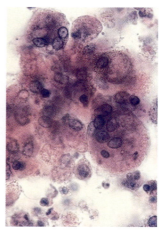

❶	鑑別のポイント	❷
均質状	表面構造？	綿菓子状
曲線状・明瞭	辺縁構造？	曲線状・不明瞭
↓		↓
扁平上皮細胞		大食細胞

❶のように，放射線治療などの影響により変性した扁平上皮細胞は，濃青紫色調に染め出されることがある．❷の大食細胞と類似するが，表面構造や辺縁構造が異なる．

26 どちらが尿路上皮細胞？もう一方は？

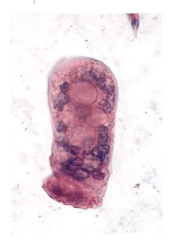 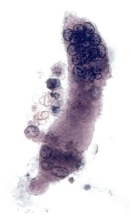

❶	鑑別のポイント	❷
角状または曲線状・明瞭	辺縁構造？	鋸歯状・不明瞭
漆喰状	表面構造？	綿菓子状
赤紫色調	S染色態度？	青紫色調
↓		↓
尿路上皮細胞		大食細胞

❶の尿路上皮細胞と❷の大食細胞は，大きさや形状が類似するが，表面構造や辺縁構造，S染色態度が異なる．

27 どちらが大食細胞？もう一方は？

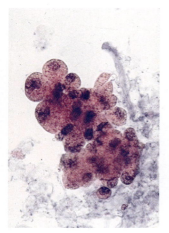
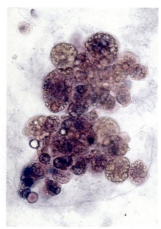

❶	鑑別のポイント	❷
曲線状・明瞭	辺縁構造？	曲線状・不明瞭
あり	上皮性結合？	なし

尿細管上皮由来
卵円形脂肪体

大食細胞

❷のように，大食細胞は集塊を形成して出現するが，上皮性結合がみられず，辺縁構造が不明瞭である．

28 どちらが悪性細胞？もう一方は？

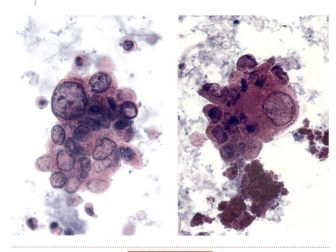

❶	鑑別のポイント	❷
乳頭状	細胞配列？	シート状
角状・曲線状で明瞭	辺縁構造？	鋸歯状・曲線状で明瞭
大小顆粒状	核内構造？	スリガラス状・封入体あり
↓		↓
悪性細胞 （尿路上皮癌細胞）		ウイルス感染細胞 （CMV感染細胞）

❶の尿路上皮癌細胞は，正常の尿路上皮細胞と異なり，細胞質は薄くみえ，表面構造は微細顆粒状を示している．❷はシート状に配列し，尿細管上皮などの単層上皮が推定される．

29 どちらが悪性細胞？もう一方は？

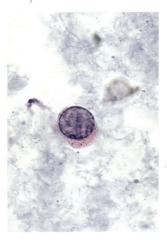 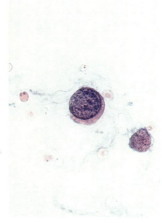

❶	鑑別のポイント	❷
融解状	核所見？	顆粒状
↓		↓
ウイルス感染細胞 （HPoV 感染細胞）		悪性細胞 （尿路上皮癌細胞）

❶と❷は類似するが，核内構造が異なる．❶の HPoV 感染細胞では核内構造がスリガラス状で淡染し，❷の尿路上皮癌細胞では核内構造が大小の顆粒状で濃染している．

30 どちらが尿細管上皮細胞？もう一方は？

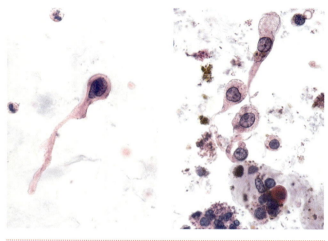

	鑑別のポイント	
❶		❷
均質状	表面構造？	微細顆粒状
融解状で濃染	核所見？	顆粒状で淡染
↓		↓
悪性細胞 （扁平上皮癌細胞）		尿細管上皮細胞

❶と❷は類似するが，表面構造が異なる．❶の扁平上皮癌細胞では表面構造が均質状で，核が濃染している．❷の尿細管上皮細胞では表面構造が微細顆粒状で空胞を有し，核は淡染している．

31 どちらが尿路上皮細胞？もう一方は？

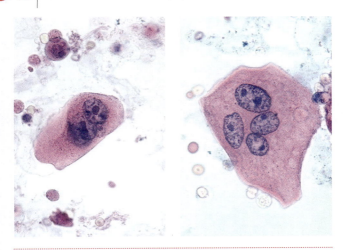

❶	鑑別のポイント	❷
微細顆粒状	表面構造？	漆喰状
辺縁明瞭	核小体？	辺縁不明瞭
脂肪顆粒	顆粒成分？	なし

↓　　　　　　　　　　　　　　　　↓

悪性細胞　　　　　　　　　　　尿路上皮細胞
(腺癌細胞)

❶は腺癌（腎細胞癌）細胞である．尿路上皮細胞との鑑別が必要となるが，表面構造がほぼ均質状で微細な脂肪顆粒を有している．

32 どちらが尿路上皮細胞？もう一方は？

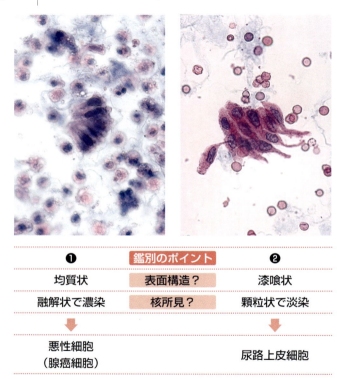

❶	鑑別のポイント	❷
均質状	表面構造？	漆喰状
融解状で濃染	核所見？	顆粒状で淡染
↓		↓
悪性細胞 （腺癌細胞）		尿路上皮細胞

❶は大腸癌の尿路浸潤例に認められた腺癌細胞である．表面構造が均質状を示し，核濃染が著しい．

33 どちらが尿細管上皮細胞？もう一方は？

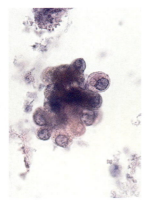 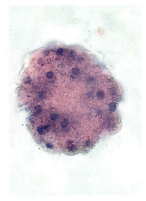

❶	鑑別のポイント	❷
緩い	上皮性結合？	強い
膨化状で淡染	核所見？	小さく濃染
↓		↓
卵円形脂肪体 （尿細管上皮由来）		悪性細胞 （腺癌細胞）

❷は腺癌（腎細胞癌）細胞である．脂肪顆粒を多量に含有した上皮性結合の強い細胞集塊で，核が小さく揃って出現した場合は，腎細胞癌細胞の可能性が極めて高い．❶は，ネフローゼ症候群の患者尿から検出された尿細管上皮由来の卵円形脂肪体である．

34 どちらがウイルス感染細胞？もう一方は？

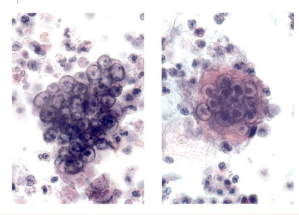

❶	鑑別のポイント	❷
細胞集塊	構成？	多核細胞
N/C 比大,核小体肥大核の大小不同	核所見？	封入体形成
↓		↓
悪性細胞（腺癌細胞）		ウイルス感染細胞（HSV 感染細胞）

❶の核内成分は核小体で，❷の核内成分は封入体である．❶は，大腸癌の膀胱浸潤例に認められた腺癌細胞である．単層の腺癌細胞集塊の正面像で，シート状（蜂巣状）に配列している．

35 どちらが尿路上皮細胞？もう一方は？

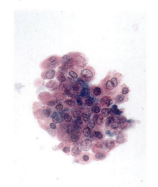
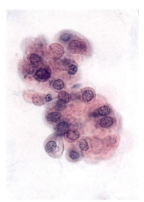

❶	鑑別のポイント	❷
ほぼ均質状	表面構造？	漆喰状
薄くみえ脆弱性	細胞の厚さ？	厚くみえる
不規則性	核配列？	規則性
一部に脂肪顆粒	顆粒成分？	なし
↓		↓
悪性細胞 （尿路上皮癌細胞）		尿路上皮細胞

❶は，腎盂原発の尿路上皮癌細胞である．❷の深層型尿路上皮細胞と比べて細胞質は薄く均質化し，脆弱性を示している．また，一部の細胞には脂肪顆粒が認められる．核異型が弱くても，核配列の不規則性がみられ，悪性が疑われる．

36 どちらが尿路上皮細胞？もう一方は？

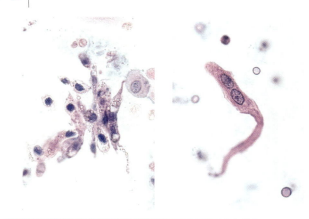

❶	鑑別のポイント	❷
均質状・空胞状	表面構造？	漆喰状
薄くみえ脆弱性	細胞の厚さ？	厚くみえる
あり	脂肪顆粒？	なし
⬇		⬇
悪性細胞 （扁平上皮癌細胞）		尿路上皮細胞

❶の扁平上皮癌細胞は，細胞質が薄く空胞を有するなど，脆弱性を示している．また，細胞質には大小の脂肪顆粒が認められる．このような細胞像は，核異型が弱くても悪性が疑われる．
❷の尿路上皮細胞は，奇妙な形状を示すが表面構造は漆喰状と正常に分化している．

37 どちらが悪性細胞？もう一方は？

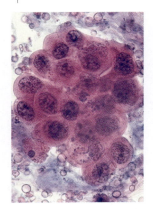
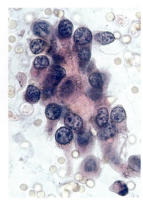

❶	鑑別のポイント	❷
赤紫色調	S染色態度？	淡桃色調
厚くみえる	細胞の厚さ？	薄くみえる
中央〜やや偏在	核の位置？	偏在〜突出
なし	脂肪顆粒？	一部に少量あり

↓	↓
尿路上皮細胞	悪性細胞 （尿路上皮癌細胞）

❷の尿路上皮癌細胞は，❶の尿路上皮細胞と比べて細胞質は薄くみえ，淡桃色調に染まる程度である．また，一部の細胞には脂肪顆粒が認められる．このような細胞像は，悪性を疑う重要な所見である．

38 どちらが悪性細胞？もう一方は？

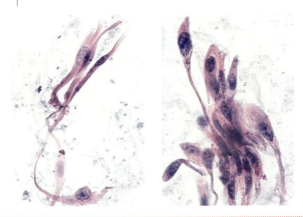

❶	鑑別のポイント	❷
微細顆粒状	表面構造？	均質状
微細顆粒状で淡染	核所見？	粗大顆粒状で濃染
↓		↓
尿細管上皮細胞		悪性細胞 （扁平上皮癌細胞）

❶と❷は類似するが，表面構造が異なる．❶の尿細管上皮細胞では，表面構造が微細顆粒状で，核は淡染している．❷の扁平上皮癌細胞では，表面構造が均質状で，核が濃染している．

39 どちらが大食細胞？もう一方は？

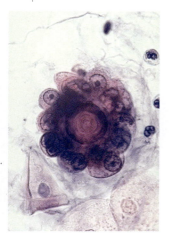 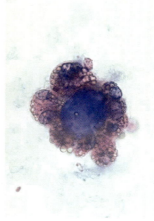

❶	鑑別のポイント	❷
曲線状・明瞭	辺縁構造？	曲線状・不明瞭
砂粒体	特殊な成分？	類でんぷん小体
核小体肥大・濃染	核所見？	核小体肥大なし・淡染
↓		↓
悪性細胞 （腺癌細胞）		大食細胞

❶は，砂粒体（石灰化小体）を形成する腺癌細胞である．偽ロゼット様に配列し，核小体が目立っている．❷は類でんぷん小体を取り囲むように出現した大食細胞である．

40 どちらが大食細胞？もう一方は？

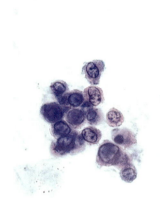
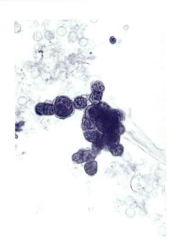

❶	鑑別のポイント	❷
なし	上皮性結合？	あり
不規則	細胞配列？	木目込み細工状
切れ込み・くびれ状，淡染	核所見？	裸核状，濃染
↓		↓
単球・大食細胞		悪性細胞 (小細胞癌細胞)

❶は，細胞質が濃青紫色調に染め出された単球・大食細胞である．❷は，一部に木目込み細工状の配列を示す小細胞癌細胞である．核同士は圧排像を呈し，裸核状で核濃染を示している．

IV. 尿沈渣像から考えられる病態は？

- 尿沈渣像から病態を推定してみよう！

1 | 63歳，男性

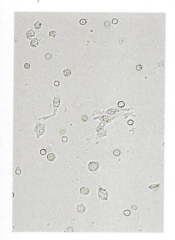
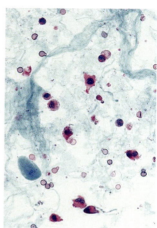

● **上記の写真より考えられる病態は？**

① カテーテル挿入による尿道の機械的損傷
② 前立腺生検後
③ 慢性糸球体腎炎
④ 腎盂の尿路上皮癌
⑤ 尿管結石

解答は p.246

2 | 67歳，女性

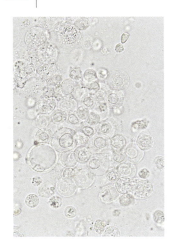
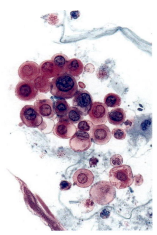

●上記の写真より考えられる病態は？

①中毒性腎症
②トリコモナス感染による尿道炎
③慢性膀胱炎
④腎盂の扁平上皮癌
⑤外陰部炎

解答は p.246

3 59歳，女性

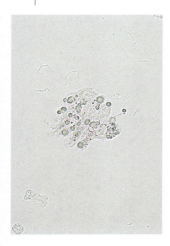
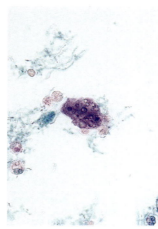

● 上記の写真より考えられる病態は？

① 間質性腎炎
② ネフローゼ症候群
③ 尿管の尿路上皮癌
④ 慢性腎盂腎炎
⑤ 腎細胞癌

解答は p.246

4 | 56歳，女性

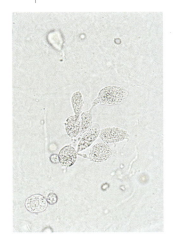
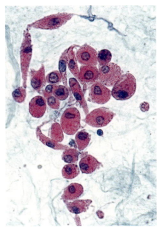

●上記の写真より考えられる病態は？

① 急性尿細管壊死後の回復期
② 慢性膀胱炎
③ 乳癌の膀胱転移
④ 腎盂の扁平上皮癌
⑤ CMV（サイトメガロウイルス）感染

解答は p.246

5 72歳，女性

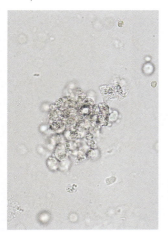
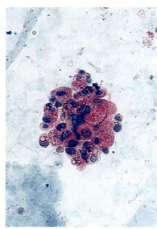

● 上記の写真より考えられる病態は？

①腎細胞癌
②慢性膀胱炎
③膀胱の尿路上皮癌
④子宮体部腺癌の膀胱浸潤
⑤ネフローゼ症候群

解答は p.246

6 64歳，男性

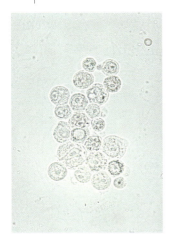
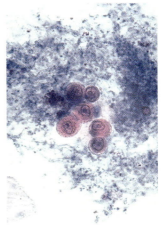

● 上記の写真より考えられる病態は？

①前立腺癌
②慢性間質性腎炎
③慢性前立腺炎
④尿管結石
⑤悪性リンパ腫

解答は p.246

7　81歳，男性

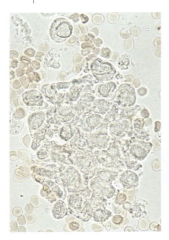
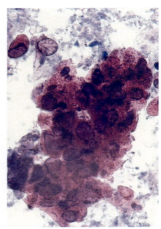

● 上記の写真より考えられる病態は？

① 腎盂の尿路上皮癌
② カテーテル挿入による膀胱粘膜の機械的損傷
③ 前立腺癌
④ 抗生剤による尿細管障害
⑤ CMV（サイトメガロウイルス）感染

解答は p.246

54歳,男性

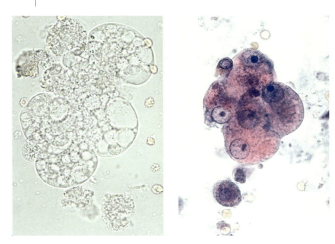

● 上記の写真より考えられる病態は？

①膀胱の腺癌
②慢性膀胱炎
③腎盂結石
④急性尿細管壊死発症後の修復期
⑤前立腺生検後

解答は p.246

9 | 68歳，男性

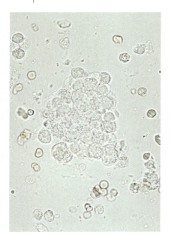
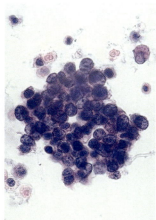

● 上記の写真より考えられる病態は？

①腎盂の尿路上皮癌
②膀胱の小細胞癌
③尿管ステント留置による反応
④慢性腎不全
⑤前立腺生検後

解答は p.246

10 | 54歳，男性

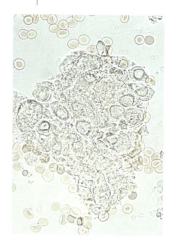
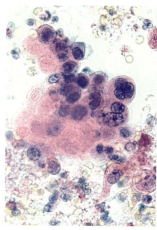

● 上記の写真より考えられる病態は？

① HSV（単純ヘルペスウイルス）感染
② 膀胱の尿路上皮癌
③ 慢性膀胱炎
④ 尿管結石
⑤ 前立腺癌

解答は p.246

●尿沈渣像から考える病態の解答

1 ➡ ④腎盂の尿路上皮癌
2 ➡ ④腎盂の扁平上皮癌
3 ➡ ⑤腎細胞癌
4 ➡ ③乳癌の膀胱転移
5 ➡ ③膀胱の尿路上皮癌
6 ➡ ①前立腺癌
7 ➡ ⑤ CMV（サイトメガロウイルス）感染
8 ➡ ④急性尿細管壊死発症後の修復期
9 ➡ ②膀胱の小細胞癌
10 ➡ ① HSV（単純ヘルペスウイルス）感染

参考文献

【書籍】

1) 臨床医マニュアル編集委員会編：臨床医マニュアル．第5版，医歯薬出版，2016．
2) 藤田尚男，藤田恒夫：標準組織学総論．第5版，医学書院，2015．
3) 芝紀代子，川良徳弘編：目で見る臨床検査．メジカルビュー社，2014．
4) 医療情報科学研究所編：病気がみえる vol.8 腎・泌尿器．医療情報科学研究所，2014．
5) 尿沈渣教本編集委員会編：尿沈渣検査教本 From 2013．臨床病理レビュー特集第149号，臨床病理刊行会，2013．
6) 日本泌尿器学会，日本病理学会，日本医学放射線学会編：腎盂・尿管・膀胱癌取扱い規約．金原出版，2011．
7) 日本泌尿器学会，日本病理学会，日本医学放射線学会編：腎癌取扱い規約．第4版，金原出版，2011．
8) 水口國雄編：*Medical Technology* 別冊最新染色法のすべて．医歯薬出版，2011．
9) 日本泌尿器学会，日本病理学会，日本医学放射線学会編：前立腺癌取扱い規約．第4版，金原出版，2010．
10) 藤田尚男，藤田恒夫：標準組織学各論．第4版，医学書院，2010．
11) 尿沈渣検査法編集委員会編：尿沈渣検査法2010．日本臨床衛生検査技師会，2010．
12) 八木靖二，他：実力 STEP UP 問題形式による尿沈渣の鑑別．医歯薬出版，2008．
13) 油野友二，伊藤機一編：月刊 *Medical Technology* 別冊尿沈渣検査症例アトラス．医歯薬出版，2000．
14) 八木靖二，都竹正文：尿中細胞アトラス．第2版，伊藤機一監，医歯薬出版，1998．

15) Yagi, S., Hirata, M., Itou, K. : Color Atlas of Urinary Cytology. Ishiyaku-EuroAmerica Inc., St. Louis USA&TokyoJapan, 1992.

16) 八木靖二, 平田守男：尿中細胞アトラス. 伊藤機一監, 医歯薬出版, 1987.

【原著・研究論文】

1) Levin, A., Stevens, P. E., et al. : KDIGO 2012 clinical practice guideline for evaluation and management of CKD. *Kidney Int.*, Supple, 2013.

2) 上東野誉司美, 八木靖二, 他：前立腺生検後の尿中に出現する特有な形態を示す赤血球の検討. 医学検査, **61**(1)：9〜13, 2012.

3) 奥村恵美, 八木靖二, 他：尿細胞診が陰性を示した尿沈渣中悪性細胞の形態学的特徴. 医学検査, **60**(5)：704〜708, 2011.

4) Marugame, T., et al. : Cancer incidence and incidence rates in Japan in 2000. Estimates based on data from 11 population based cancer registries. *Jpn. J. Clin. Oncology*, **36**：668〜675, 2006.

5) 大石ひとみ, 八木靖二, 他：Sternheimer染色による尿沈渣成分の長期保存法について. 医学検査, **49**(10)：1407〜1411, 2000.

【総説・解説】

1) 上東野誉司美, 八木靖二, 他：前立腺生検後の尿中に認められる特殊赤血球. 検査と技術, **40**(3)：243〜245, 2012.

2) 八木靖二, 他：―これから必要な見方・考え方― 3. 尿中異型細胞をどのように報告するか. *Medical Technology*, **39**(9)：897〜903, 2011.

3) 八木靖二, 他：尿沈渣における扁平上皮由来異型細胞の鑑別. *Medical Technology*, **38**(2)：175〜180, 2010.

4) 八木靖二, 他：4. 異型細胞の鑑別ポイント―崩壊所見を示す異型細胞検出の重要性―. 臨床病理レビュー特集 第140号, 臨床検査Yearbook 2008 一般検査編. 51〜54, 臨床病理刊行会. 2007.

【著者】
八木 靖二　シーメンスヘルスケア・ダイアグノスティクス(株)

【イラスト】
高野　淳　がん研究会有明病院　フォトセンター

【監修】
福井　巖　がん研究会有明病院　泌尿器科
石川 雄一　がん研究会がん研究所　病理部

カラー版
ポケットマニュアル尿沈渣　第2版　ISBN 978-4-263-22677-3

2001年 5月15日　第1版第1刷発行	
2015年 1月10日　第1版第9刷発行	
2016年10月 5日　第2版第1刷発行	著者　八木　靖二
2022年 6月 1日　第2版第4刷発行	発行者　白石　泰夫

発行所　医歯薬出版株式会社

〒113-8612 東京都文京区本駒込1-7-10
TEL. (03) 5395-7620(編集)・7616(販売)
FAX. (03) 5395-7603(編集)・8563(販売)
https://www.ishiyaku.co.jp/
郵便振替番号 00190-5-13816

乱丁・落丁の際はお取り替えいたします　　　印刷・壮光舎印刷／製本・皆川製本所
© Ishiyaku Publishers, Inc., 2001, 2016. Printed in Japan

本書の複製権・翻訳権・翻案権・上映権・譲渡権・貸与権・公衆送信権(送信可能化権を含む)・口述権は，医歯薬出版(株)が保有します．

本書を無断で複製する行為(コピー，スキャン，デジタルデータ化など)は，「私的使用のための複製」などの著作権法上の限られた例外を除き禁じられています．また私的使用に該当する場合であっても，請負業者等の第三者に依頼し上記の行為を行うことは違法となります．

JCOPY ＜出版者著作権管理機構　委託出版物＞

本書をコピーやスキャン等により複製される場合は，そのつど事前に出版者著作権管理機構(電話 03-5244-5088，FAX 03-5244-5089，e-mail：info@jcopy.or.jp)の許諾を得てください．